高壓社會與
心理疾患

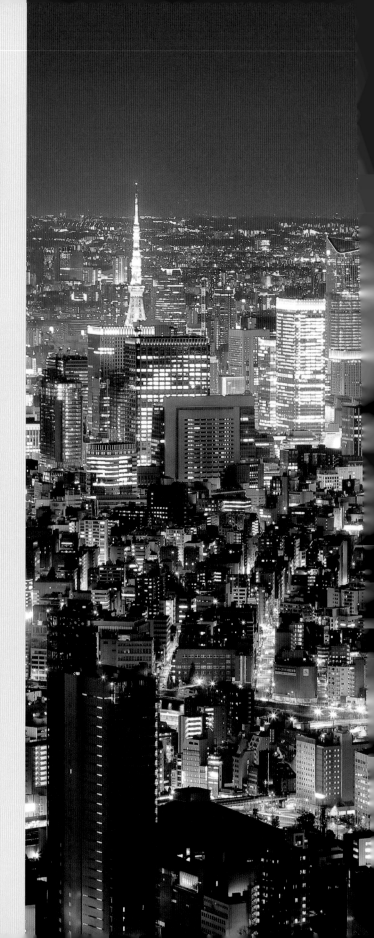

現在是個壓力繁重的時代，像憂鬱症之類的「心病」（心理疾患）正在社會中蔓延開來。尤其近年來，肇因於壓力的情感疾患、焦慮疾患、強迫疾患等等的發病人數持續增加。

根據日本在2016年所進行的國民生活基礎調查，針對「目前是否有煩惱或壓力」的問題，回答「是」的人數比例，依各個年齡層來看，30多歲族群到50多歲族群最多（如右頁圖表所示）。此外，不論哪一個年齡層，女性回答「是」的比例均較高，尤其是主要參與社會活動的20多歲～50多歲年齡層，更是超過半數以上的女性回答「是」。煩惱及壓力的原因類別如右頁圖表所示。

近來，心理疾患的治療環境有很大的改變。治療的長期目標是讓患者回歸社會。不採行住院與隔離的方式，而是讓患者能夠邊就醫邊治療心理疾患，透過這樣的措施，在迄今為止沒有設立精神科的市中心醫院，或是患者的居住地附近等地，都得以建立起醫療機構，打造出患者能夠輕鬆從住家前往就醫的治療環境。

依性別、年齡別回答有煩惱及壓力的人數比例

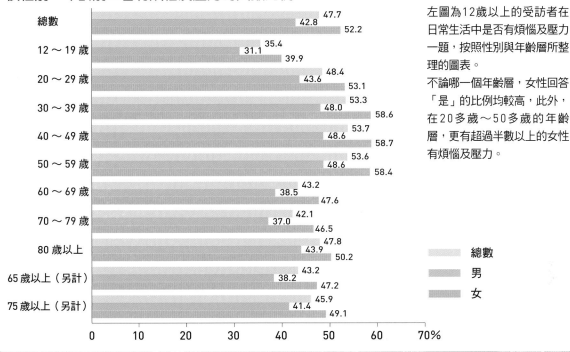

左圖為12歲以上的受訪者在日常生活中是否有煩惱及壓力一題，按照性別與年齡層所整理的圖表。

不論哪一個年齡層，女性回答「是」的比例均較高，此外，在20多歲～50多歲的年齡層，更有超過半數以上的女性有煩惱及壓力。

依年齡層別所見煩惱及壓力的原因

年齡層	第一名 煩惱與壓力的原因	%	第二名 煩惱與壓力的原因	%	第三名 煩惱與壓力的原因	%
總數	自身的工作	34.3%	收入、家計、貸款等	26.8%	自身的疾病與看護	20.8%
12～19歲	自身的學業、應考、升學	63.9%	家人之外的人際關係	26.2%	家人之間的人際關係	11.1%
20～29歲		55.2%		27.9%	家人之外的人際關係	20.3%
30～39歲	自身的工作	53.3%	收入、家計、貸款等	33.5%	育兒	18.8%
40～49歲		52.4%		34.9%	孩子的教育	21.7%
50～59歲		46.5%		33.8%	家人的疾病與看護	22.8%
60～69歲	收入、家計、貸款等	28.1%	自身的疾病與看護	27.1%		22.3%
70～79歲		38.9%		19.6%	收入、家計、貸款等	18.3%
80歲以上	自身的疾病與看護	40.2%	家人的疾病與看護	12.1%	家人之間的人際關係	8.3%
65歲以上（另計）		41.5%		19.2%	收入、家計、貸款等	18.1%
75歲以上（另計）		51.4%		18.1%		12.0%

出處：〈從國民生活基礎調查（2016年）的結果，用圖表觀察年齡層的狀況〉（厚生勞動省）

憂鬱症與雙極性疾患有何差異

在於有無「躁」的狀態

在我們身邊容易發生的精神疾患之中,有種過去稱為「情感疾患」的疾病,特徵是會出現「躁」(躁狂)及「鬱」(抑鬱)這兩種極端情緒,大致上能夠分為躁狂與抑鬱都存在的「雙極性疾患」(bipolar disorder,躁鬱症),以及只有抑鬱的「憂鬱症」(depressive disorder)。

雙極性疾患及憂鬱症儘管同屬於情緒方面的疾患,也都會出現鬱症,但基本上是兩種不同的疾病。

憂鬱症進程的兩種類型

單極性憂鬱症 (monopolar depression)

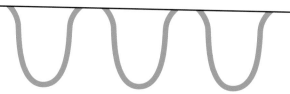

隨著時間經過,在相同週期時出現相同程度症狀的類型。其中也包含一生只出現過一次症狀的案例。

輕鬱症 (dysthymia)

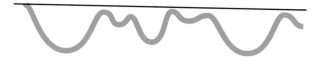

長時間持續處在憂鬱狀態的類型。

美國精神醫學學會（American Psychiatric Association）所出版的《精神疾病診斷與統計手冊》DSM-5，已成為世界上通用的精神疾患診斷基準，其中對於憂鬱症及雙極性疾患有著明確的區分。

憂鬱症與雙極性疾患被認為是情緒與情感方面的異常。情緒與情感是人類重要的精神活動之一，包含了「定向快樂與不快樂的情緒」、「在心理層面反映出自律神經的狀態」、「為人際關係增色，讓人類彼此之間產生連結」等，功能非常廣泛。

在此所說的異常，並非指短暫性的狀態，而是限定在長時間持續的異常。在後面章節將以此前提，來說明躁與鬱大致上的區分。

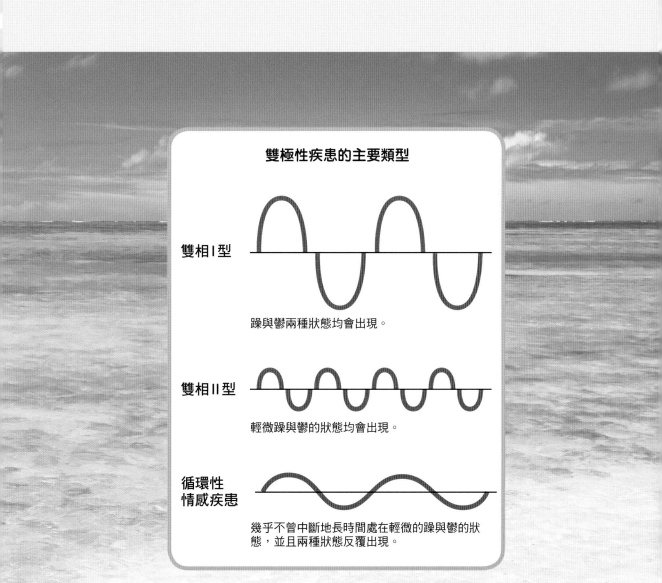

雙極性疾患的主要類型

雙相I型

躁與鬱兩種狀態均會出現。

雙相II型

輕微躁與鬱的狀態均會出現。

循環性情感疾患

幾乎不曾中斷地長時間處在輕微的躁與鬱的狀態，並且兩種狀態反覆出現。

何謂抑鬱狀態、躁狂狀態

從情緒的異常開始，
有時哀傷感更加強烈，
有時情緒更加激昂

在抑鬱狀態與躁狂狀態中，會出現並持續如下方所列的特定情緒狀態。

抑鬱狀態

情緒低落、哀傷感等憂鬱的情緒主導了思考。接著由此衍生出罪惡感，並強化自我價值感消失、絕望感、自殺意念及對未來失去期望這類悲觀的想法。

此外，也屢屢伴隨著焦慮和焦躁等感受。

也會出現意志與興趣的消沉、自我評價低落與喪失自信、行動與思考的停滯等，此類一般歸類在情緒、情感方面以外的抑鬱症狀。

躁狂狀態

舒暢感、幸福感、情緒高昂、感覺身心健康、一切順利等此類躁狂情緒會上升。而且，也會出現閒不下來、注意力不自禁飄移而無法集中於 1 點、自我評價上升，以及想法接續湧現無法停止等躁狂症狀。

此外，與舒暢的感覺對照，也會出現對於細微的事情反應強烈，容易生氣的情緒狀態。

還有活力與活動量提高、社交性增加、愛說話、過度親密、性慾增強、睡眠需求減少這些特徵。隨著躁狂狀態的增強，也會呈現出激動狀態。

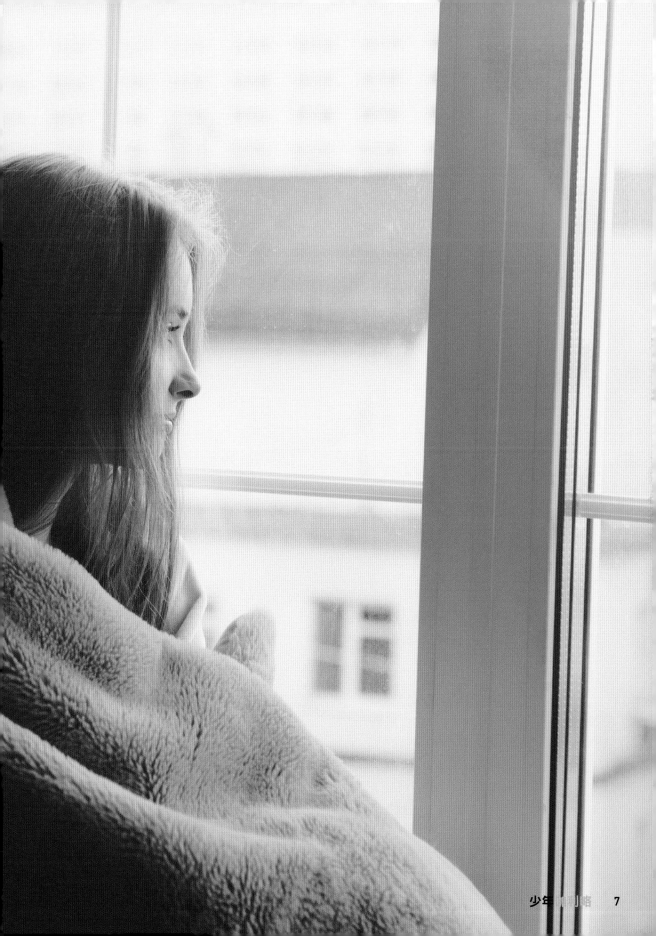

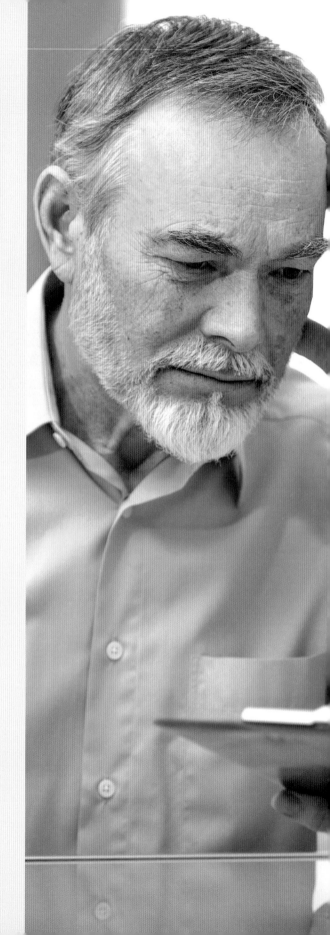

憂鬱症多發於 20多歲族群

為了避免最糟糕的情況，
早期治療是不二法門

在日本，憂鬱症的終生盛行率（lifetime prevalence）為3～7%。一般而言，女性的罹患比例比較高。而在醫院接受治療的患者當中，也發現有高比例的患者有憂鬱症。事實上，在發病的人之中，只有一部分接受了憂鬱症的治療。而這樣並無法處理伴隨憂鬱症而來的自殺及酒精依賴（alcohol dependence）等問題。總之，如果罹患憂鬱症一定要接受治療。

相對地，雙極性疾患的終生盛行率則約為0.7%。一般而言，男女的罹患比例並沒有太大的差異。就雙極性疾患的情況，出現躁狂狀態的話，幾乎可以當成所有人都已接受治療。

根據美國的調查，憂鬱症的發病機率在20多歲的時期最高。但是，也有高齡者初次發病的案例。雙極性疾患的好發年齡，則是比憂鬱症再稍微年輕一些。

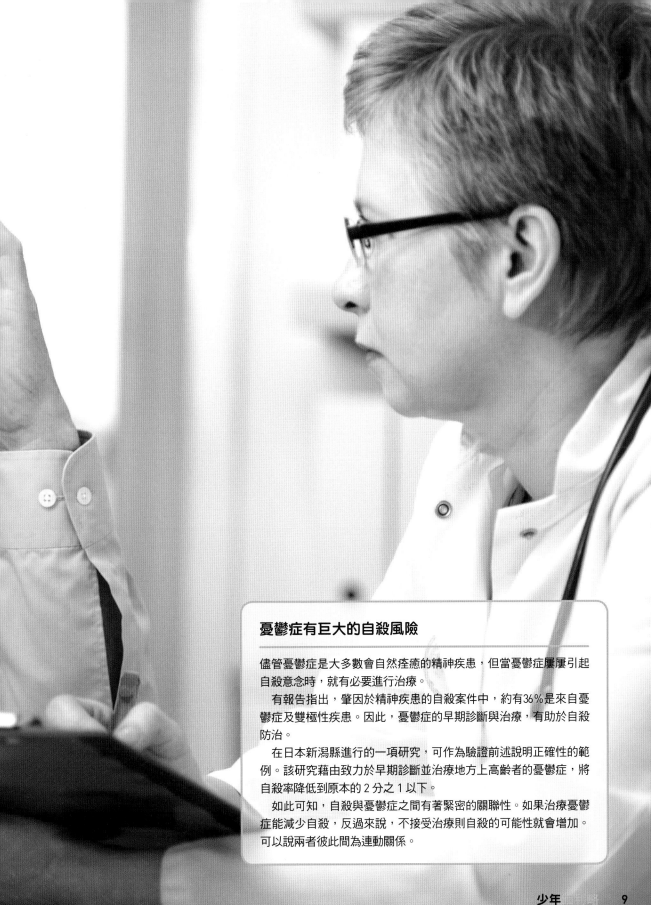

憂鬱症有巨大的自殺風險

儘管憂鬱症是大多數會自然痊癒的精神疾患，但當憂鬱症屢屢引起自殺意念時，就有必要進行治療。

有報告指出，肇因於精神疾患的自殺案件中，約有36％是來自憂鬱症及雙極性疾患。因此，憂鬱症的早期診斷與治療，有助於自殺防治。

在日本新潟縣進行的一項研究，可作為驗證前述說明正確性的範例。該研究藉由致力於早期診斷並治療地方上高齡者的憂鬱症，將自殺率降低到原本的 2 分之 1 以下。

如此可知，自殺與憂鬱症之間有著緊密的關聯性。如果治療憂鬱症能減少自殺，反過來說，不接受治療則自殺的可能性就會增加。可以說兩者彼此間為連動關係。

各式各樣造成憂鬱症的原因逐漸明朗

發病的主要原因是離別與失去的經驗

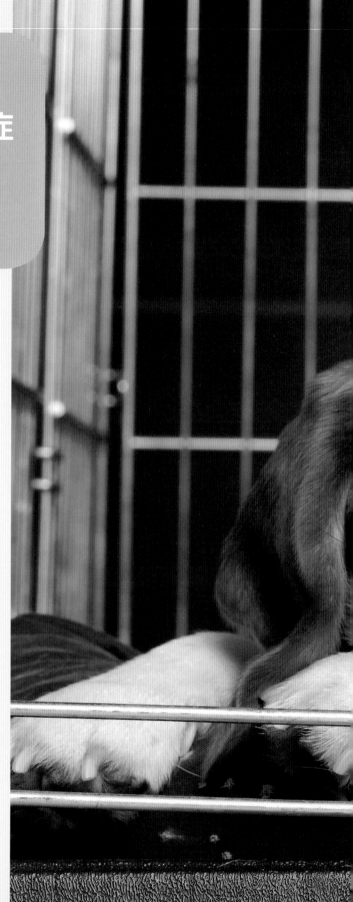

在研究憂鬱症方面，目前正推展到對腦進行微觀層次的研究。當屬於神經傳導物質的單胺（如血清素）減少時，會造成神經細胞（neuron）作用的次數降低，與神經細胞的萎縮等。有人推測，這有可能就是引起憂鬱症的原因。

此外，目前認為負責反應壓力的腎上腺皮質激素，其中的皮質醇（cortisol）增加分泌的同時，內分泌系統的反應能力會下降。而從腦的圖像診斷也清楚地發現，大腦皮質的活動會全面地下降。

雖然憂鬱症以及雙極性疾患都被確認與遺傳有關，但是，雙極性疾患與遺傳的關聯性特別明顯。

憂鬱症發病的原因，多半是與重要的人離別或失去重要東西之類的經驗。此外，孕婦在生產後發病的產後憂鬱症也廣為人知。

※關於神經細胞請詳見第14頁

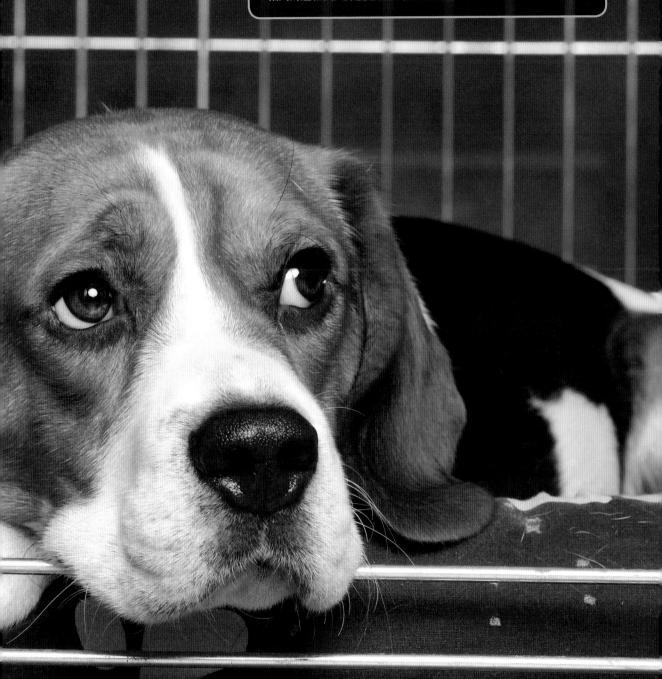

無助狀態引發憂鬱症

在動物實驗中，反覆剝奪動物對外界的可掌控感，並製造無法逃避壓力的環境，動物就會產生類似於人類的憂鬱症狀態。

　　這項實驗稱為「習得無助」（learned helplessness）。認為其相同的進程與人類憂鬱症的發作有關聯。

「習得無助」是心理學家賽格里曼（Martin Seligman，1942～）於1967年用犬隻進行的實驗。

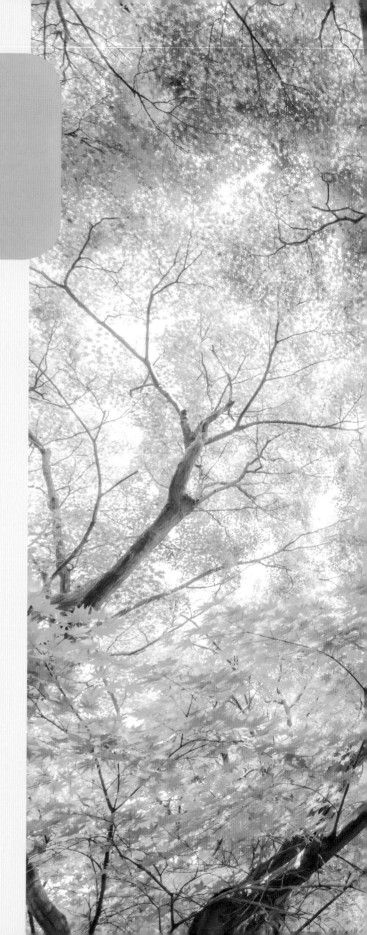

雙極性疾患是容易復發的疾病
病情惡化的原因為何？

根據研究報告指出，罹患憂鬱症的 5 人當中，有 2 人在發病後的 3 個月內開始康復，而 5 人中有4人在發病後的 1 年以內開始康復。以住院的情況而言，從初次住院開始計算，1 年後有50％的人完全痊癒，5 年後則有85〜90％的人康復。

經過住院及治療仍然無法康復的患者，多數是罹患了由憂鬱症慢性化演變成的輕鬱症（請參照第 4 頁）。如果不持續以藥物治療。在出院後的半年內有25％、2 年內有30〜50％、5 年內有50〜75％的機率復發。

雙極性疾患在多數情況下是以抑鬱狀態發病。只有躁狂狀態而沒有抑鬱狀態的雙極性疾患，也占全體中的10〜20％。如果不治療，躁狂狀態可長達 3 個月，但如果接受治療的話，幾個星期就能夠獲得抑制。

雙極性疾患是非常容易復發的疾病。如果曾在年輕時發病，後續碰到不適應工作、酒精依賴，復發時認定出現抑鬱症狀的情況，便知道患者的病情惡化了。

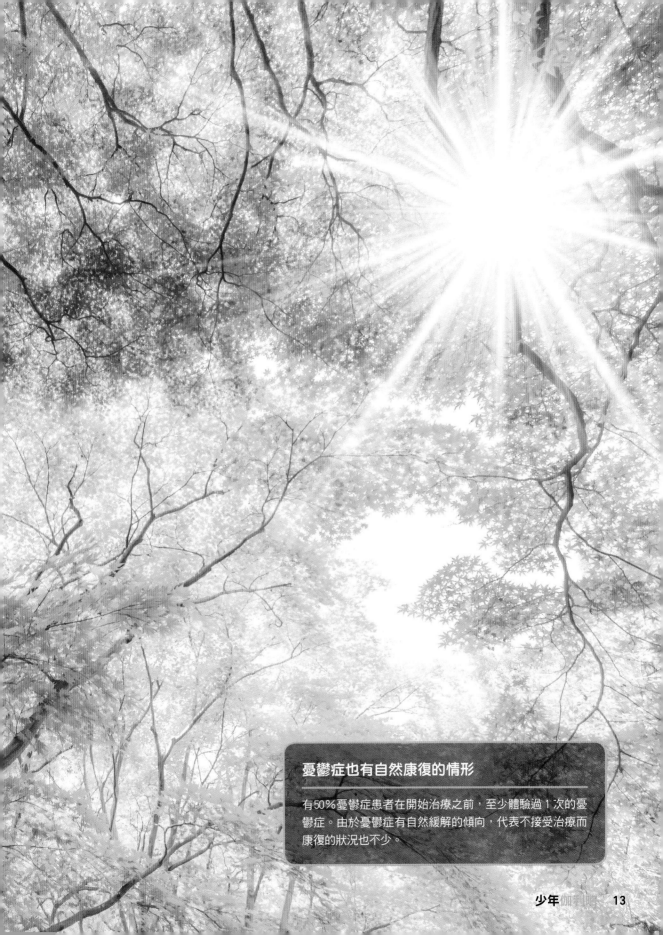

憂鬱症也有自然康復的情形

有50％憂鬱症患者在開始治療之前，至少體驗過 1 次的憂鬱症。由於憂鬱症有自然緩解的傾向，代表不接受治療而康復的狀況也不少。

治療藥物SSRI作用於神經細胞

治療的基礎是心理治療與藥物治療

在憂鬱症與雙極性疾患等疾病的治療上，一般而言是同時運用心理治療和藥物治療。

基本上，心理治療以支持患者為主，包含介入患者的教育以及生活環境等。另外，也會運用致力改善抑鬱認知（負面思考、低估等）的認知治療（cognitive therapy）。

在藥物治療方面，除了一直在使用的抗憂鬱藥物外，副作用少的選擇性血清素回收抑制劑（SSRI）、血清素與正腎上腺素回收抑制劑（SNRI）

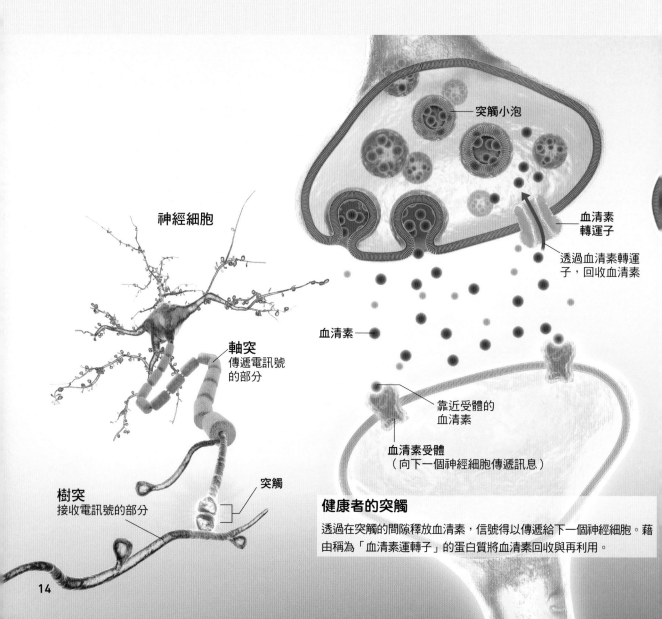

神經細胞

軸突
傳遞電訊號的部分

樹突
接收電訊號的部分

突觸

突觸小泡

血清素轉運子

透過血清素轉運子，回收血清素

血清素

靠近受體的血清素

血清素受體
（向下一個神經細胞傳遞訊息）

健康者的突觸

透過在突觸的間隙釋放血清素，信號得以傳遞給下一個神經細胞。藉由稱為「血清素運轉子」的蛋白質將血清素回收與再利用。

等亦成為廣泛使用的藥物。

　　近年來，名為「跨顱磁刺激」（TMS治療）的新型治療方法頗受注目。此治療方法是利用磁性刺激腦的背外側前額葉皮質，來改變神經細胞的活動。其優點是完成治療的時間較短，且副作用少。

　　針對自殺意念嚴重的患者，如果需要緊急改善情況的話，也有使用電擊痙攣治療（electroconvulsive therapy）的案例。

防止血清素回收的機制

人腦內的1000億個神經細胞之間，透過突觸來連結。而憂鬱症患者的神經細胞由於突觸釋放出的血清素量較少，導致神經細胞的活動出現障礙。

　　SSRI能夠防止神經傳導物質之一的血清素被回收，透過讓突觸間隙中的血清素（sertonin）濃度上升來治療憂鬱症。SNRI則是同時防止血清素及正腎上腺素（norepinephrine）這兩種物質的回收。

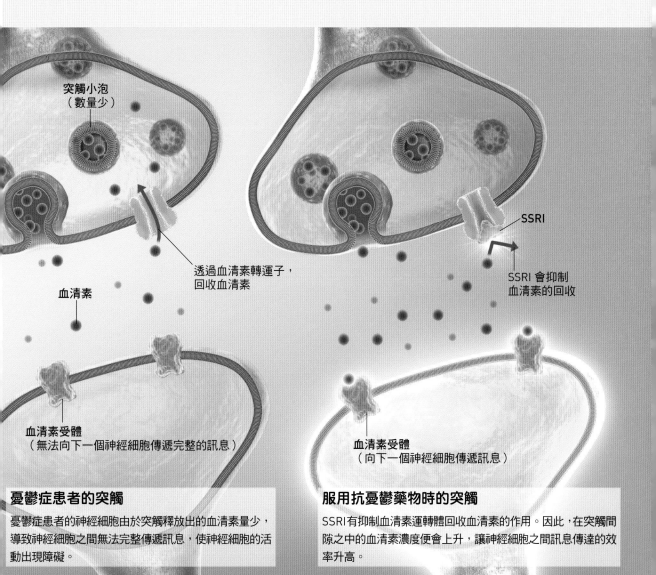

突觸小泡
（數量少）

透過血清素轉運子，
回收血清素

血清素

SSRI

SSRI 會抑制
血清素的回收

血清素受體
（無法向下一個神經細胞傳遞完整的訊息）

血清素受體
（向下一個神經細胞傳遞訊息）

憂鬱症患者的突觸
憂鬱症患者的神經細胞由於突觸釋放出的血清素量少，導致神經細胞之間無法完整傳遞訊息，使神經細胞的活動出現障礙。

服用抗憂鬱藥物時的突觸
SSRI有抑制血清素運轉體回收血清素的作用。因此，在突觸間隙之中的血清素濃度便會上升，讓神經細胞之間訊息傳達的效率升高。

憂鬱症也會在冬天發生

其他類型的抑鬱疾患

季節性憂鬱症

特徵是在特定的季節（多數為冬天）發生。普遍認為，相較於鄰近赤道的低緯度地區，高緯度地區因為季節而氣候條件變動較大，故發生此類憂鬱症的情況較多。

假性憂鬱症

假性憂鬱症一詞，是指患者有主訴食慾降低以及腹瀉，或是頭痛等身體症狀，以至於無法明顯確認其抑鬱症狀的憂鬱症。但事實上可以視為是憂鬱症的一種。

儘管DSM-5之中沒有記載，但是在臨床上可以發現此類抑鬱疾患。

經期前情緒障礙症

發生於月經期間，是女性特有的情感疾患。在月經開始的前一週，明顯出現情緒不穩、焦躁、憂鬱、焦慮（緊張）、興趣減退、專注能力低落、倦怠、食慾變化、過度睡眠或失眠、感覺失去控制能力，以及其他的身體症狀（例如乳房脹痛、關節疼痛等）。前述症狀之中，經期前情緒障礙症會出現五項以上。

症狀在月經開始的數天內會變得輕微，在月經結束的那一週消失。診斷基準為在一年之內的月經週期均出現這些症狀，且這些症狀致使工作與學業等社會行為、與他人的往來受到影響。

罹患經期前情緒障礙症的患者中，多數表示在進入更年期臨近停經時，症狀會惡化。壓力、季節的變化還有女性的社會角色均是發病的要因。

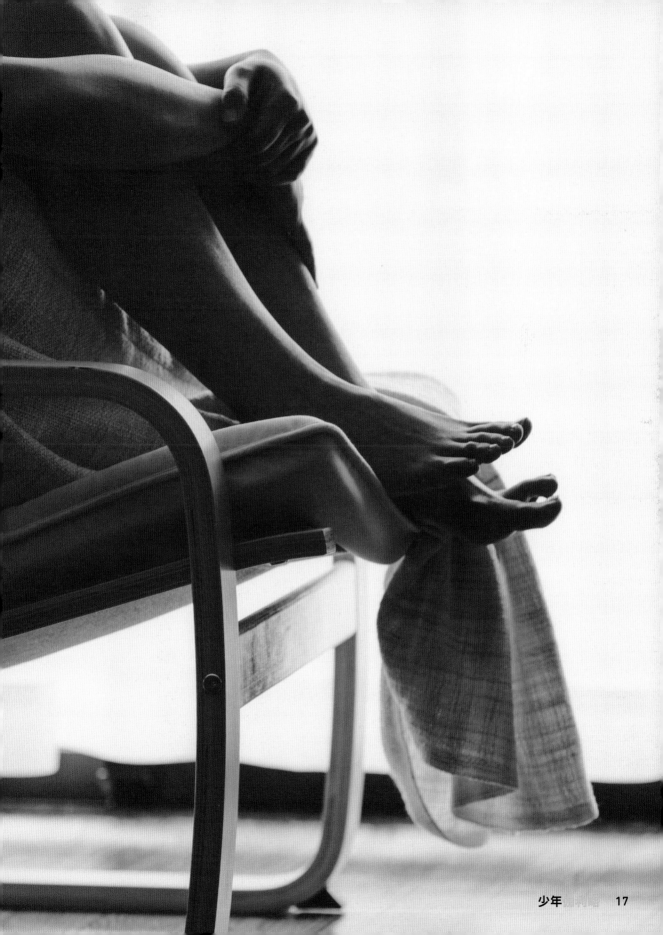

Coffee Break

接納本來自我
的「內觀」

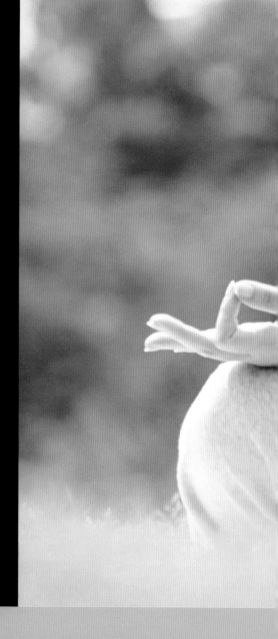

憂鬱症治療方法之一的認知行為治療，是至今仍經常使用的方法。然而，對憂鬱症患者而言，要承認自己悲觀的思考習慣並修正認知上的扭曲，都是非常有負擔的任務。因此，近來導入稱為「內觀」（mindfulness，又稱正念）的治療法頗受注目。

內觀的概念承襲自佛教與禪的流派，是指「完全接納這個瞬間所產生的想法與情感的本來面貌，集中心緒並跟注意到的事物保持一定的距離，從遠處去觀望這些事物」的方法。

不去否認自己的情感與想法，接受自己本來的模樣，一邊在生活中可行的範圍內一點一滴地改變行為。透過持續這樣地生活，認知上的扭曲也會自然消解。

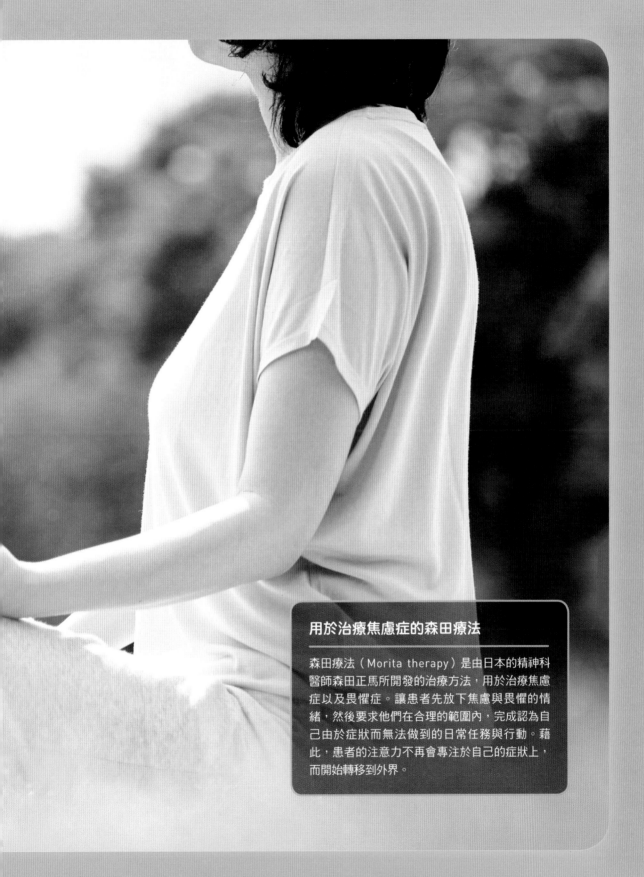

用於治療焦慮症的森田療法

森田療法（Morita therapy）是由日本的精神科醫師森田正馬所開發的治療方法，用於治療焦慮症以及畏懼症。讓患者先放下焦慮與畏懼的情緒，然後要求他們在合理的範圍內，完成認為自己由於症狀而無法做到的日常任務與行動。藉此，患者的注意力不再會專注於自己的症狀上，而開始轉移到外界。

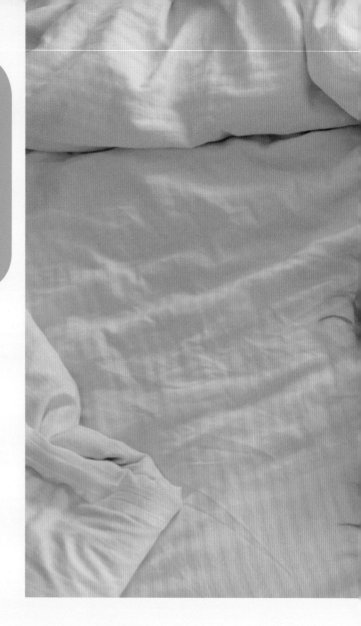

憂鬱症
常見的症狀
如症狀持續達 2 週以上，須接受醫師檢查

「**難**以入睡，早上醒來時也是精神不振。」

「白天也情緒不佳，一點小事就煩躁起來。」

這些症狀都常被當成是抑鬱狀態的精神症狀。

說起來，可能沒有人一輩子都從未經歷憂鬱情緒。問題在於憂鬱的症狀與程度，以及對日常生活的影響有多大。具體而言，像是工作的效率低落、在職場和家庭各方面的人際關係出現障礙。

「工作最近是否忙碌過頭了？」「能夠在假日時不考慮工作的事，專心享受興趣跟休假嗎？」

假如對以上這類問題出現疑問時，被診斷出憂鬱症的可能性就會增加。而如果這種狀態延續 2 週以上的話，就有可能對生活中各個層面產生巨大的影響。倘若是以上狀況，請前往醫療機構接受醫師的檢查。

憂鬱症的症狀，

- 難以入睡，夜裡會醒來好幾次
- 早上無法有精神地起床
- 無法消除疲憊感
- 即便發生好事也開心不起來
- 無法享受興趣

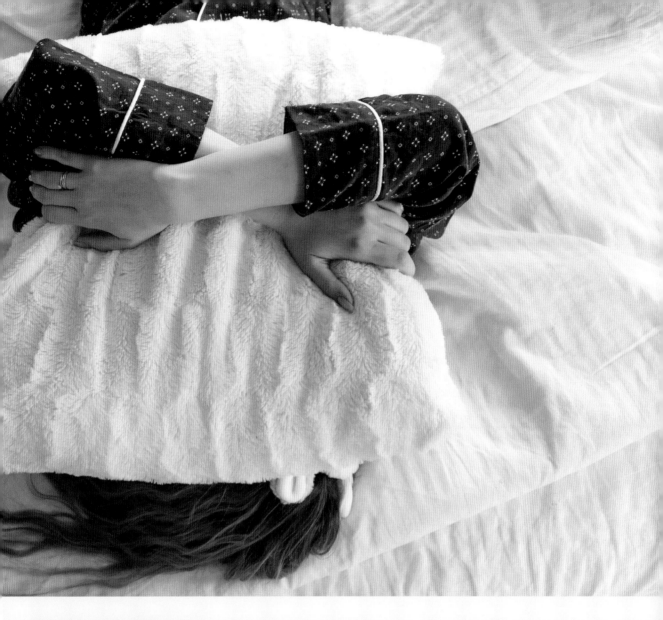

應該到哪個科別就醫比較好？

由於醫療機構中有各種科別，或許有人對於應該到哪一科就醫比較合適而迷惘。

精神科	憂鬱症、思覺失調症、精神官能疾患（neurotic disorder）等。台灣的類似科別還有身心科、心身醫學科及身心醫學科。
精神神經科	與精神科相同。
心療內科	心理原因所引發的身體病症，如胃潰瘍、支氣管性氣喘等症狀，稱為身心疾病。實際上非常多醫療機構是在處理心病，而非身體上的症狀。又稱為心身內科或身心內科。
神經內科	帕金森氏症、腦梗塞、手腳麻痺或顫抖等腦與脊隨、神經、肌肉方面的病症。失智症與癲癇等在精神科或神經內科都可以診療。

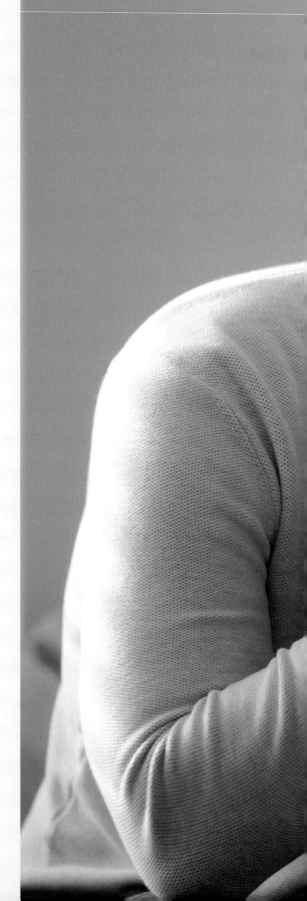

想讓患者本人就醫時應該怎麼辦？

如果家人患上憂鬱症①

人們通常認為患者的家人會最早發現該患者陷入憂鬱狀態。然而，當週末整整睡了一整天時認為「因為一直在加班很累的緣故」，或是當食慾下滑時認為「可能是天氣太熱了」等。若是丈夫這麼解釋，即便作為妻子也想不到丈夫的狀態是由疾病所導致的異常。「假如身體不舒服的話，他應該會先告訴我」的這種想法，也可能是難以發現伴侶得到憂鬱症的原因之一。此外，也有患者根本不想承認自己憂鬱，或是不想讓家人擔心，因而對家人隱藏病情的狀況。

當出現如前頁所示的症狀時，應該要讓患者本人前往就醫。

建議在患者就醫前，請 1 位家人事先到醫療機構看看狀況。這樣可以確認該位醫師是否能夠與患者合拍，還可能先學習到正確應對患者的方法。

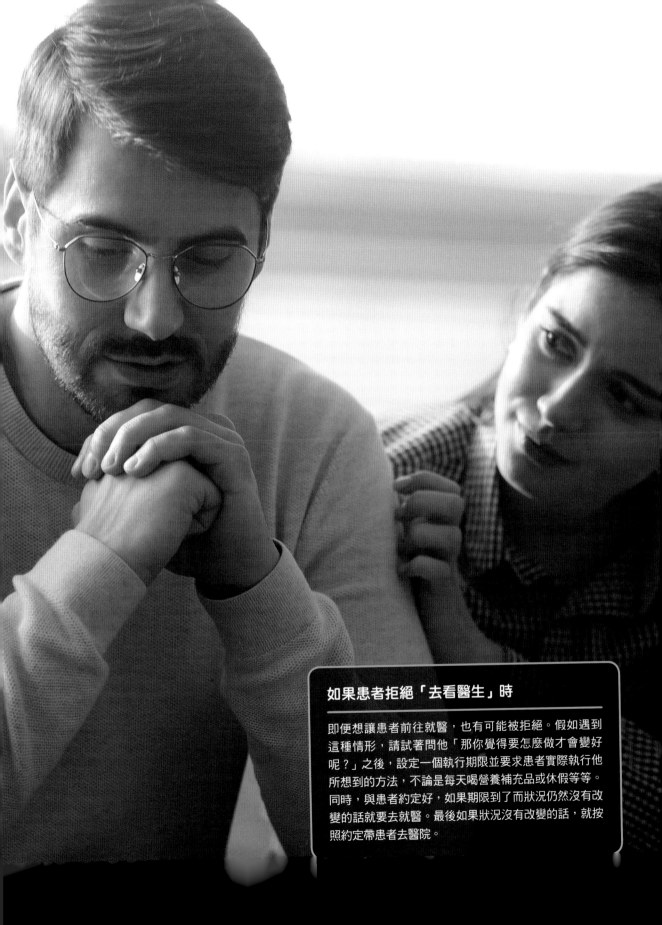

如果患者拒絕「去看醫生」時

即便想讓患者前往就醫，也有可能被拒絕。假如遇到這種情形，請試著問他「那你覺得要怎麼做才會變好呢？」之後，設定一個執行期限並要求患者實際執行他所想到的方法，不論是每天喝營養補充品或休假等等。同時，與患者約定好，如果期限到了而狀況仍然沒有改變的話就要去就醫。最後如果狀況沒有改變的話，就按照約定帶患者去醫院。

當患者單獨一人時需要注意的事情

如果家人患上憂鬱症②

因為必須外出而留下憂鬱症家人單獨在家時，應該要怎麼辦才好呢？在患者有自我傷害行為或嘗試自殺的危險性時，絕對不能讓患者單獨一人。

反之，當患者要外出時，能夠明白發問者所說的「現在是什麼時候？」「這裡是哪裡？」「我是誰？」的話，讓患者單獨出門也沒問題。但如果患者出現突然跳進馬路、生氣等衝動的行為時就有危險。即使是無需顧慮前

照顧者也會需要偶爾散散心

負責照顧的家人會很容易累積不滿的情緒。儘管似乎有很多人認為不可以對憂鬱症病人發洩情緒，但有時候讓情緒自然爆發也是好事。在情緒爆發之後，如果能夠確實讓患者了解到「我生氣並不是患者的錯」就沒有關係。

偶爾把患者託付給父母或是兄弟姊妹、朋友，去散散心吧。也可以讓患者暫時去住院。由自己一個人承擔一切是最糟糕的事情。

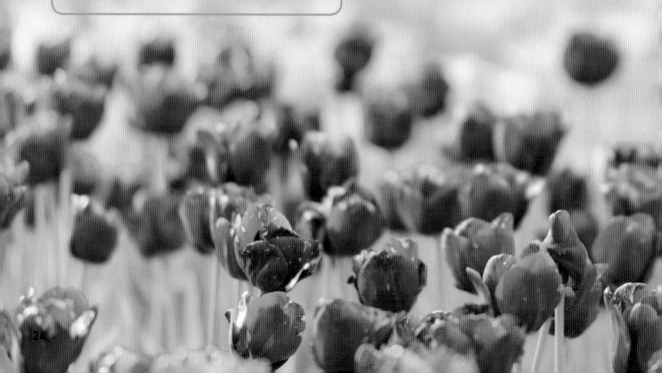

述狀況的情形，由於患者的注意力下降，一開始外出時，陪同者請確認患者是否能自行檢查周遭環境的安全。

如果夫妻雙方都在工作的話，要一邊工作一邊照顧憂鬱症患者會非常辛苦。患者停職的話，比較理想的作法是照顧者盡可能地休假，讓兩個人可以儘量在一起。如果無法休假也沒有協助者，當患者有衝動行為時，就可能會需要住院。

如果患者在白天單獨一人也沒有問題的話，照顧者可以從工作場所打電話或是傳簡訊關心有沒有吃飯吃藥等，用心掌握患者的狀況。即使是給予指示，效果應該也不錯。

※部分改編自《憂鬱潛在患者 這樣的人很危險》（仮屋暢聰著，CCC MEDIA HOUSE，2008年出版）

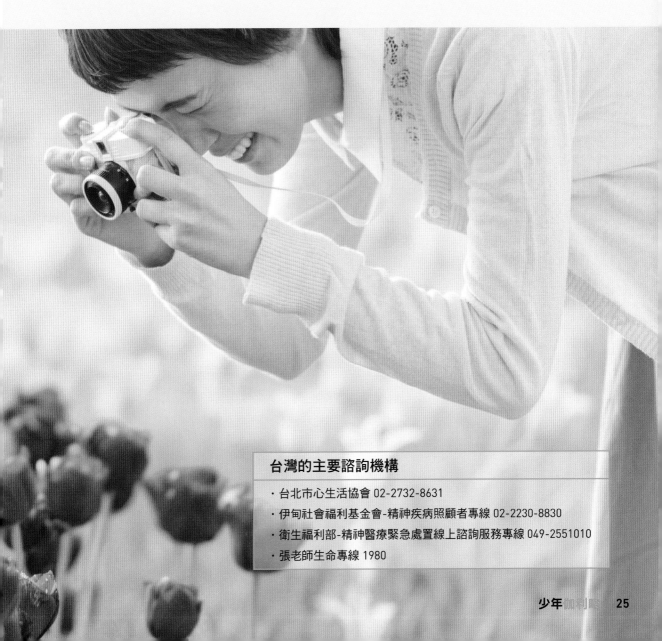

台灣的主要諮詢機構

· 台北市心生活協會 02-2732-8631
· 伊甸社會福利基金會-精神疾病照顧者專線 02-2230-8830
· 衛生福利部-精神醫療緊急處置線上諮詢服務專線 049-2551010
· 張老師生命專線 1980

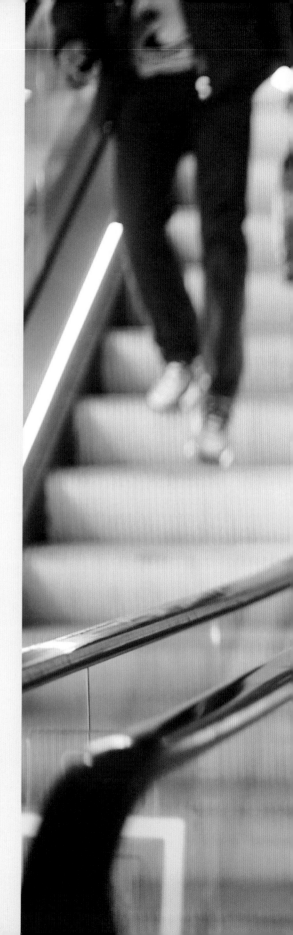

害怕搭乘手扶梯

如果嚴重妨礙日常生活，
就有可能是焦慮疾患

「焦慮」是一種朦朧的不愉快感受。例如「自從前幾年在手扶梯上跌倒受傷之後，因為害怕所以再也無法搭乘手扶梯了」，並無法單就此資訊判斷是否為精神上的疾患。但是，這確實屬於畏懼的症狀之一。然而，要說是否有必要接受治療的話，那就必須要知道症狀的嚴重程度，以及從而衍生出來對日常生活上的妨礙程度有多大。

例如手提重物必須搭乘手扶梯卻不敢搭乘，或是光想到手扶梯，焦慮就席捲而來的狀況，就有必要考慮接受創傷後壓力疾患或畏懼症（phobia）等病症的診斷。

焦慮疾患（anxiety disorder）除了此類恐懼特定對象的畏懼症之外，還有恐慌疾患（panic disorder）、廣場畏懼症（agoraphobia）、社交焦慮症（social anxiety disorder）等等類型。

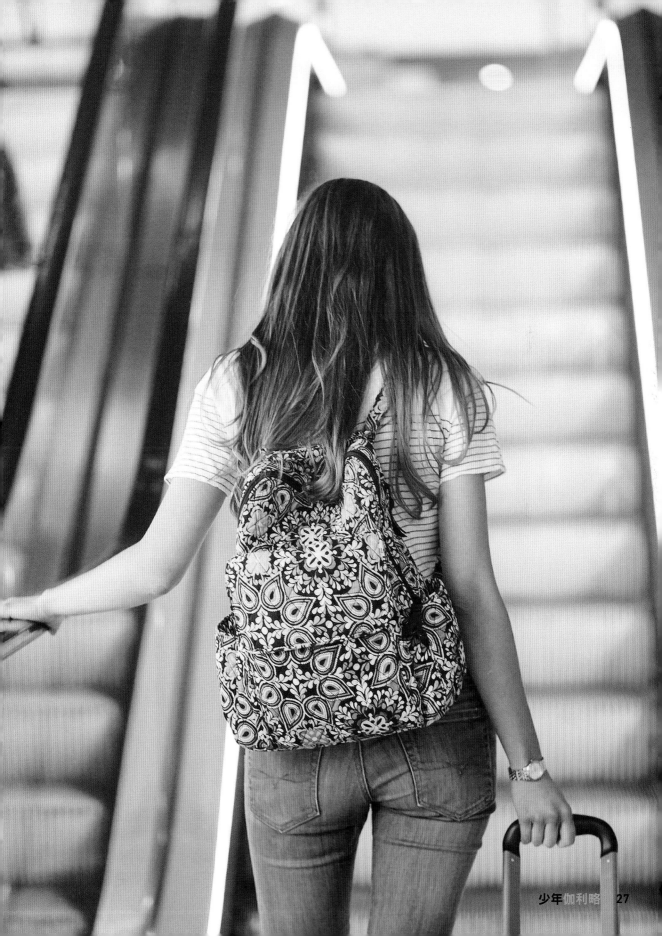

「焦慮」並不只
會帶來負面影響

病理的焦慮感有時也會
增強到害怕死亡的地步

在評量焦慮的時候，首先必須區別「病理的焦慮」及「正常狀態下出現的焦慮」。

正常情況下會出現的焦慮，有著「面對有威脅性的狀況，先做好反應的準備」這樣積極的意義。例如，幼童在與父母分開時的焦慮，以及第一次上學時的焦慮，都可以當作正常的狀態。

根據病狀特徵，病理的焦慮分為「恐慌發作」、「預想焦慮」、「畏懼」

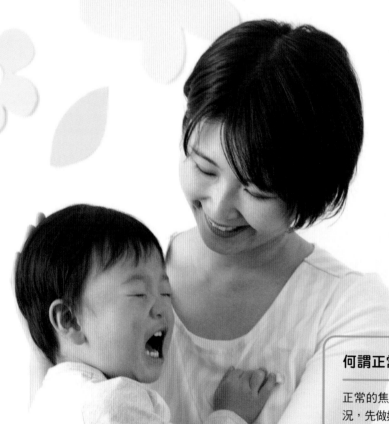

何謂正常的焦慮

正常的焦慮有著「面對有威脅性的狀況，先做好反應的準備」這樣積極的意義。例如，幼童在離開父母的時候會哭泣，就是屬於正常的焦慮。

（有對象的焦慮）等類別。

　　恐慌發作會伴隨著身體方面的症狀，包含冒汗、心跳加快、呼吸困難、心悸、腹瀉、暈眩、反射過強（hyperreflexia）、血壓上升、恍惚、四肢顫抖、無法冷靜、有尿意、胃不舒服等等。以自律神經方面的症狀為主，症狀有很多種類。此外，這種焦慮感難以用言語描述其內涵，也可能增強到常常害怕會死亡。在發作時甚至會恍神，之後大約20～30分鐘後會緩和下來。然而即使是沒有發作的時候，不曉得會不會突然間發作的預想焦慮也會一直持續。

　　恐慌症的主要治療方法是藥物治療。SSRI（選擇性血清素回收抑制劑）及SNRI（血清素與正腎上腺素回收抑制劑）均有效果。

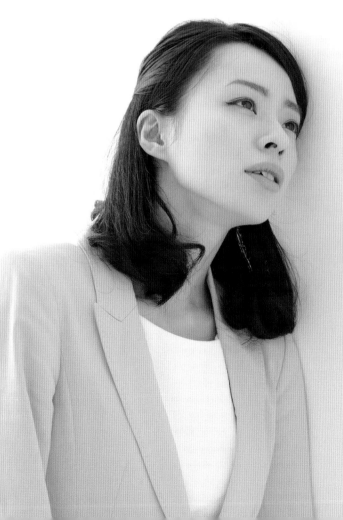

病理的焦慮類別

恐慌發作
伴隨著冒汗、心跳加快、呼吸困難、心悸、腹瀉、暈眩等等身體症狀，焦慮感在約10分鐘之間急速升高。

預想焦慮
擔心恐慌會不會突然間發作，稱為預想焦慮。

畏懼
針對現實之中的威脅，或是迫在眉睫的威脅所出現的情緒反應。

畏懼症為什麼會發病

「畏懼」情緒的產生機制

對特定的對象抱持恐懼，並且嘗試迴避，稱為「畏懼症」。

在此，我們先來確認好有關「焦慮」跟「畏懼」之間的差異吧。

焦慮是指對未來威脅的預期；而畏懼則是對現實中，或者是迫在眉睫的威脅所出現的情緒反應。以時間軸與空間軸的概念來思考的話，畏懼很清楚地位在軸線某個點上，而焦慮所處的位置則模糊不清。

像這種焦慮所引起的刺激不斷重複，人類便會習得要避免該項刺激的行為，進而延伸成畏懼症。

而畏懼的對象各式各樣，社會中的場景、動物、災害等等，不勝枚舉。

由於畏懼症通常也會發生在病患的其他家庭成員上，因此認為遺傳是發病的主因。此外，普遍認為喪失雙親或與雙親離別、家庭暴力等等，都會讓孩子的畏懼症情況增加。

腦中畏懼情緒的產生機制

首先，畏懼對象有關的感覺資訊（如疼痛、聲音與影像等），會集中到位於腦中心部分的視丘（thalamus）。這些資訊從視丘傳遞到杏仁核（amygdala）之後，再一路從杏仁核開始傳遞到海馬迴（hippocampus），以及前額葉皮質（prefrontal cortex）。

透過這樣的資訊傳遞，我們便會感受到畏懼的情緒，而且這種記憶會深刻烙印在腦中。

當人腦產生「畏懼」的情緒時，發生活動的部位

下方插圖描繪出人腦在處理畏懼情緒時的情形。

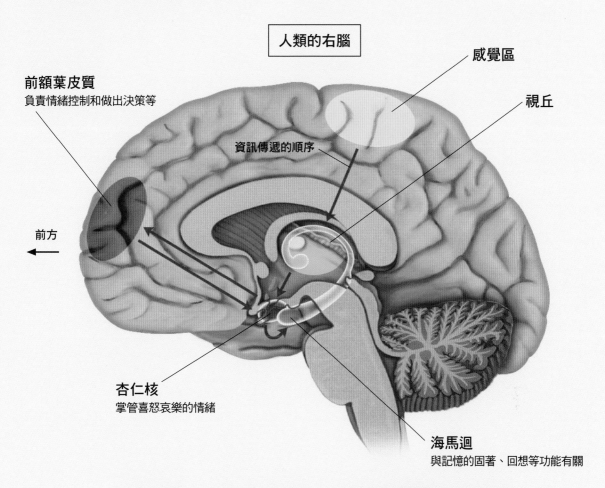

人類的右腦

感覺區

視丘

前額葉皮質
負責情緒控制和做出決策等

資訊傳遞的順序

前方

杏仁核
掌管喜怒哀樂的情緒

海馬迴
與記憶的固著、回想等功能有關

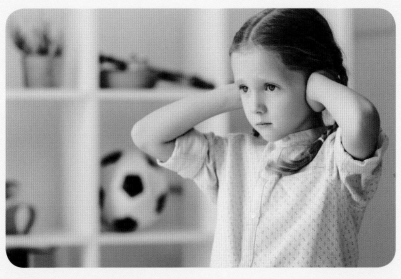

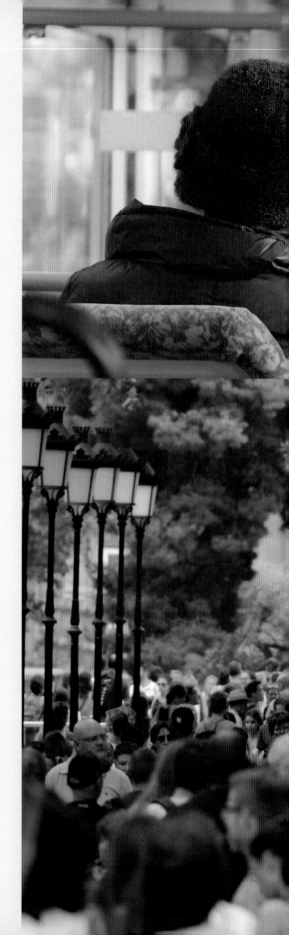

害怕擁擠人潮與封閉空間的廣場畏懼症

因為擔心恐慌症會發作而導致發病的案例

廣場畏懼症是對於無法立刻輕易離開的狀況（如廣場或市集）感到恐懼的病症。

因此，患者會想要避開擁擠的人潮、人擠人的商店、電梯與飛機內部之類的封閉空間，因此又稱為空間恐懼。當他們要進入這些空間時，會尋求家人或認識的人一起同行。如果症狀更加強烈，患者就會變得無法單獨外出。

當廣場畏懼症患者身處無法輕易離開的地方時，有因為太擔心恐慌會發作反而導致發病的情形。30～50%的廣場畏懼症患者會併發恐慌疾患。

此外，有種焦慮疾患稱為社交畏懼症。社交畏懼症的患者對於遇到陌生人、被他人評價等社會性活動的情境抱持強烈的焦慮。另外，患者也會對於身處公開場合感到羞恥、困惑，進而產生恐懼的情緒。

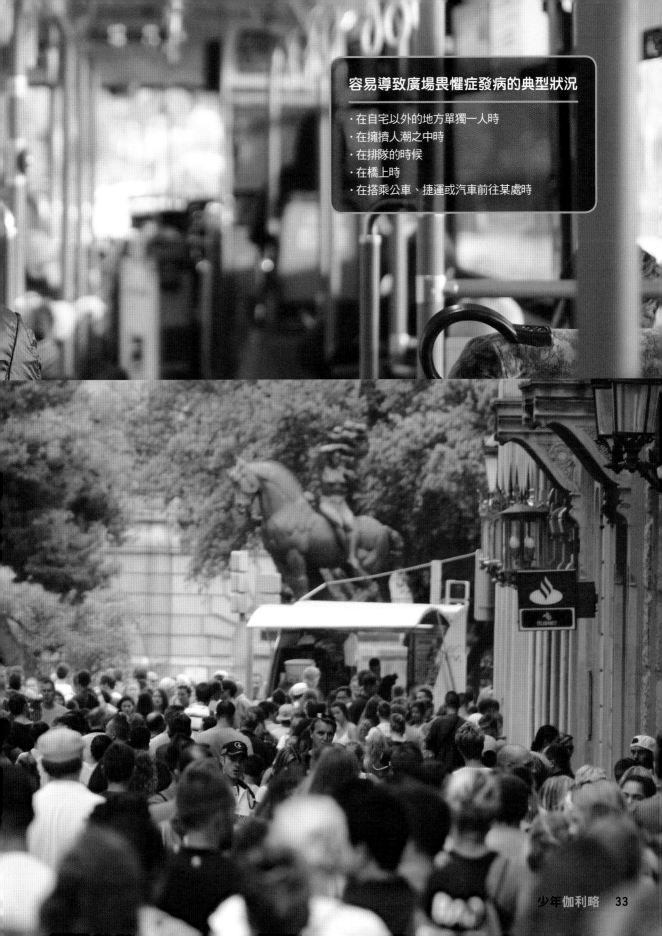

容易導致廣場畏懼症發病的典型狀況

· 在自宅以外的地方單獨一人時
· 在擁擠人潮之中時
· 在排隊的時候
· 在橋上時
· 在搭乘公車、捷運或汽車前往某處時

恐懼的對象從動物到自然現象超過500種！

畏懼症的治療與支持

畏懼症患者總在恐懼著特定的對象與場景，只要接觸到這些對象，患者就會產生焦慮。由於患者會試圖避開這些引發焦慮及恐懼的對象，以致於妨礙到日常生活。

恐懼特定對象的畏懼症較常發生在女性身上。據說，恐懼的對象多達500種以上，而在多數情況中患者常併有憂鬱症與酒精依賴，以及其他類型的焦慮疾患。

在治療過程中，會調查恐懼的原因及其影響，並支持患者正面迎擊畏懼症。有效的治療方法包含讓患者沉浸在焦慮的狀況中並加以克服的洪水法（flooding）、運用訓練放鬆與呼吸方法的行為治療（behavior therapy），以及明確掌握問題與目的並教導患者應對方法的認知治療。針對焦慮症狀方面，則會運用抗憂鬱藥物、選擇性血清素回收抑制劑（SSRI）、抗焦慮藥物等藥物治療。

畏懼症患者的恐懼對象

①動物類
（蜘蛛、蛇、老鼠等等）
②自然環境類
（高處、颱風、打雷、地震等等）
③血液，打針，受傷類
（血液、打針、受傷）
④狀況類
（大眾運輸工具、電梯之類的封閉空間）

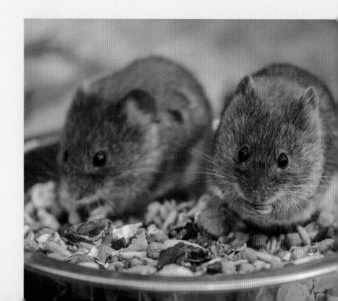

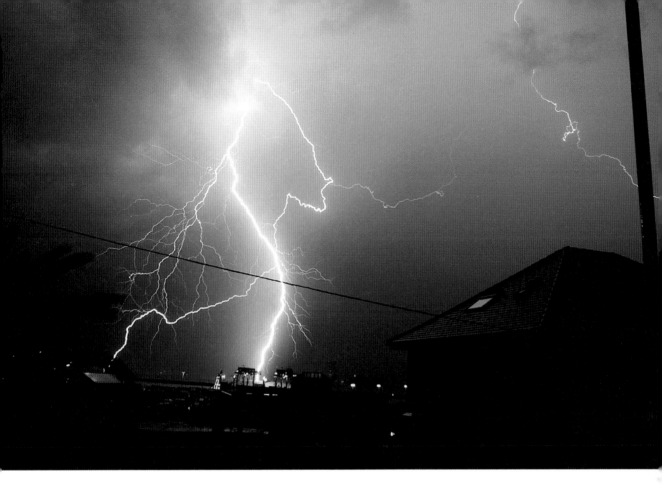

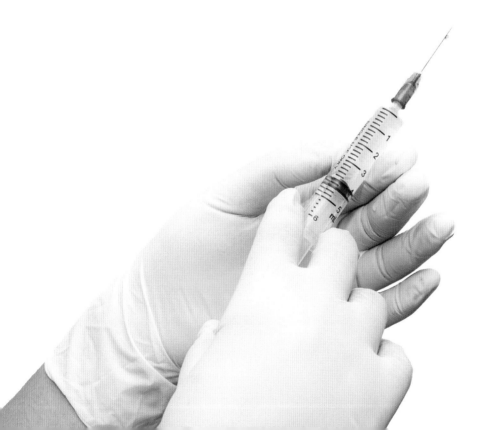

Coffee Break

心理諮商的意義？

在心理治療之中，最常用的方法就是心理諮商（面談）。對現代的心理諮商方法有巨大影響的美國心理學家羅傑斯（Carl Rogers，1902～1987），提倡用「徹底聆聽患者，並以同理心接納患者」的態度進行心理諮商。這是因為治療者肩負引導出患者恢復能力的職責，為此，理解患者、無條件的肯定、用真誠的心面對患者就變得愈加重要。此方法名為「個人中心治療」（person-

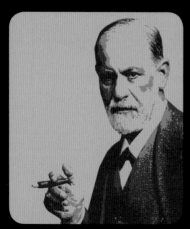

佛洛伊德
（1856 ～ 1939）

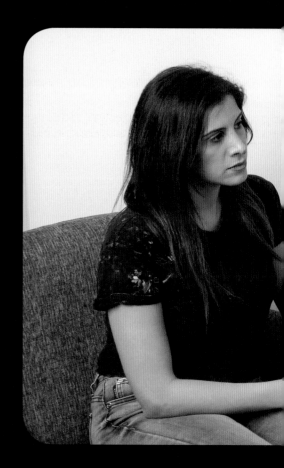

centered therapy）。

　另一方面，也有治療者找時間將與患者狀況有關且經過分析後的內容告訴患者本人的治療方法，名為「心理分析法」或「精神分析法」，由奧地利的精神科醫師佛洛伊德（Sigmund Freud，1856～1939）所發展。心理分析法著眼於人類的無意識（或稱潛意識）。佛洛伊德認為：「人在童年所經歷的事件以及人際關係等等，會壓抑在無意識之中，而這些影響會出現在成年之後的行為與思考等層面。」

　在患者對治療者說出的各式各樣內容之中，患者會開始注意到自己壓抑在無意識之中的記憶。而治療者再根據其記憶，分析患者現在的狀況是由於這份記憶造成了什麼影響，並告知患者分析的結果。最後，讓患者注意到導致目前狀況的背後原因。

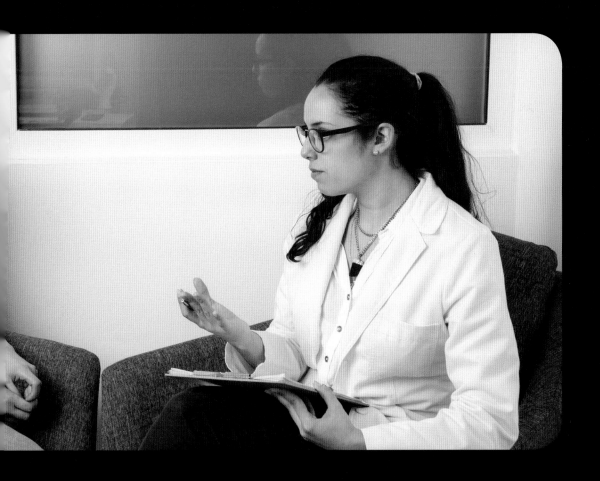

外出時，再三確認是否有上鎖

確認行為與強迫症的差異

強迫症包括導致焦慮發生的強迫意念（強迫觀念），還有為了消除前述意念而做的強迫行為。有可能出現兩者其一，也可能兩者同時出現。而要在什麼狀況下，才能稱為強迫症呢？

例如要外出時，由於擔心家門是否有上鎖而不斷再三確認，應可說是一種確認強迫行為。然而對性格謹慎的人而言，這樣的行為絕對不會不自然。這是否屬於強迫疾患（obsessive-compulsive disorder）的症狀，就必須仔細評估其嚴重程度及對日常生活產生妨礙的程度。

花了數十分鐘反覆確認有沒有關好家門導致遲到，如果重複發生，反而加強自身焦慮與自我厭惡的話，就可說是達到生病的狀態。反之，若只要確認到預先設定的次數就可以抑制焦慮，並且愉快外出的話，就沒有必要認為這是強迫症的症狀。

在要外出時，花了數十分鐘反覆確認有沒有關好家門導致遲到，因為重複發生這種行為反而加強自身焦慮以及自我厭惡增強等等，就可能是強迫症。

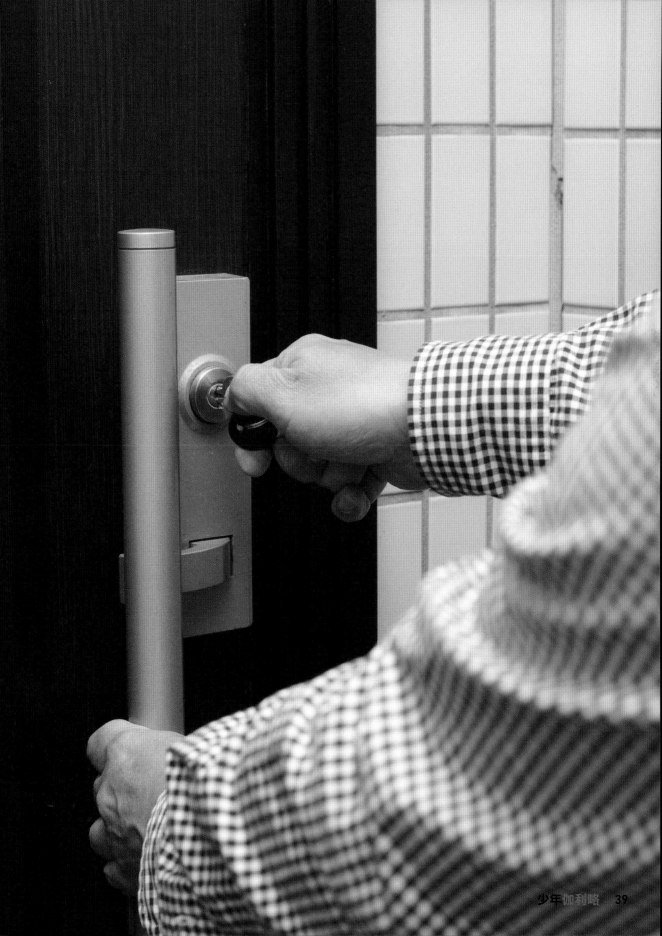

為什麼會不斷重複同一個動作

強迫行為是為了消除強迫意念的行為

強迫意念是指即便嘗試不去想，念頭卻仍然反覆浮現腦海，還會入侵思考。患者的思考被一個念頭占據，並常會同時感到恐懼、焦慮、不舒服的情緒。此外，病症的特徵是患者本人清楚這是不合理的。

強迫行為是指儘管患者本人也知道不合理、沒有必要做，但是為了消除強迫意念，仍然重複地做出反覆且具有目的性的動作。不管怎麼洗手都覺得洗不乾淨，而一直清洗的清潔強迫

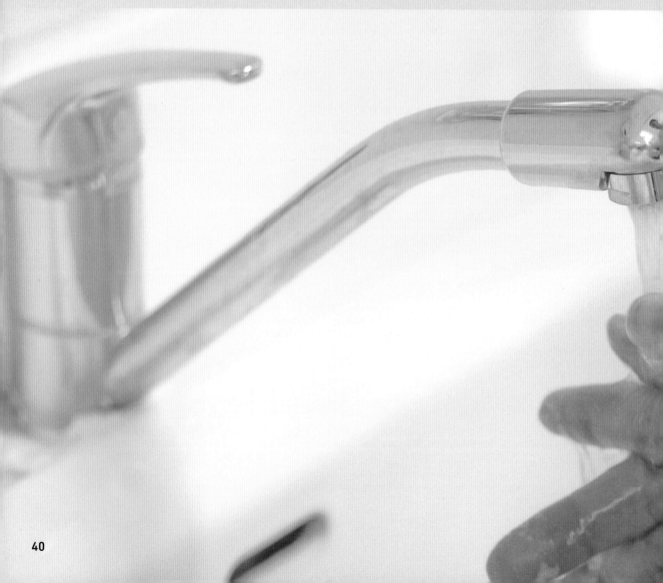

行為，外出時擔心家門有沒有鎖好，因而反覆確認上鎖的確認強迫行為等，都是患者為了防止所恐懼的情境「萬一發生了怎麼辦」的行為。然而，即使將這些當作患者恐懼情境的防止手段，程度都太超過了。此外，也有儀式強迫行為這類忽視實際效果的例子。

患者大多在被抑制此類行為時，會產生強烈的焦慮。患者腦中的強迫意念儘管不為人所知，但他人卻可以發現患者的強迫行為。而許多患者因為羞於被發現這些行為而努力隱藏，導致症狀在加劇之後才被發現。

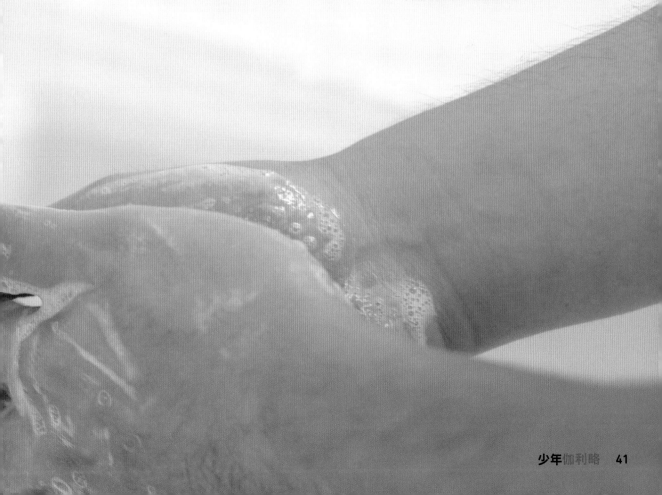

清潔強迫行為

不管洗手或其他東西，都覺得洗不乾淨，不斷持續清洗的強迫行為。

對什麼事物會產生強迫感

會占據思考的事物，大致可分類為七項

強迫意念依據其內容可大致分類為七項。

侵害（aggressive）：會不會發生地震、會不會發生海嘯、開車的話會不會撞到人、我明天會不會死掉、如果踩空階梯會不會跌倒，像這樣的擔憂總是縈繞不去。

污染（contamination）：他人碰過的東西會沾上細菌、如果進入他人使用過的廁所會從馬桶蓋傳染性病、愛滋病，像這樣的擔憂總是縈繞不去。此外也在意灰塵以及髒污，很容易感覺不乾淨。

對稱性（symmetry）：常常會在意書架上的書沒有排列整齊、衣櫥中的衣服沒有整理並收納好、桌子上的文具沒有放置整齊這樣的事情。另外，穿衣服時也有固定的順序。

性（sexual）：自己或是兄弟姐妹會不會是同性戀者、會不會和寵物發生性行為，像這樣的擔憂總是縈繞不去。此外，也會出現反覆自慰、介意同性及異性的胯下、視線無法離開胸部等症狀。

儲物（hoarding）：收集繩子以及塑膠袋、沒有辦法丟棄東西，會出現類似這樣的症狀。

身體（somatic）：覺得自己鼻子低、眼睛小、腳大、手腕粗、胸部小、得了癌症、心臟不好，像這樣的擔憂總是縈繞不去。

宗教（religious）：自己犯下很深的罪行、一定會被懲罰、沒有辦法上天堂、只能下地獄、被神放棄了，像這樣的擔憂總是縈繞不去。

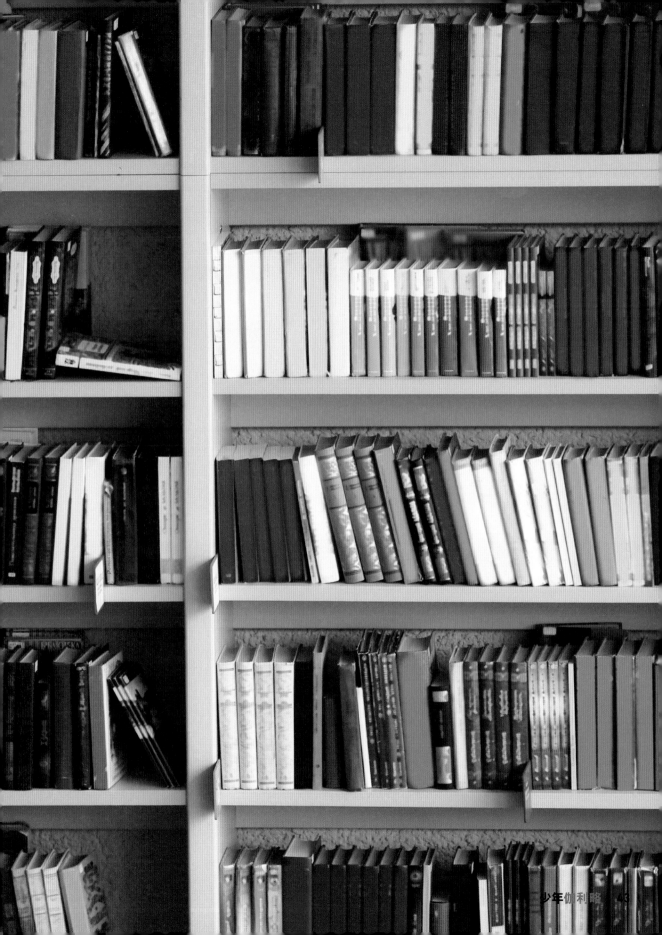

年輕時發病，導致家事與工作方面的障礙

將近半數的患者同時併有憂鬱症

強迫症好發於10多歲的後半時期到20多歲的初期，幾乎所有的患者會在30歲之前發病，總人口的終身盛行率為2～3%。男女的患病率沒有明顯差異，但男性傾向在年輕的時候發病。

強迫意念以及強迫行為一天會持續一個小時以上。因此，患者的睡眠時間會減少，無法處理日常的家事，在工作時也會被強迫意念干擾而無法完

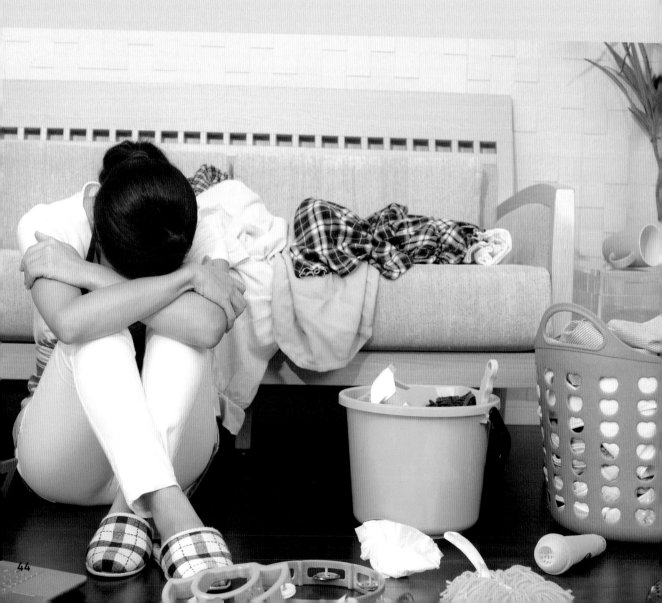

成工作等等，壓迫到日常生活的行為而使患者精疲力盡。此外，甚至有因為大量使用衛生紙而導致經濟困難的例子。

　　大約會有40％的患者同時出現憂鬱症。而其他容易合併出現的病症還有社交畏懼症、酒精相關疾患、飲食疾患、恐慌疾患等等。

　　強迫症沒有特定的發生原因。由於選擇性血清素回收抑制劑（SSRI）此類藥物對治療有效，血清素被認為跟發病有關。此外，由於強迫症通常在家庭成員身上也會發生，因此認為遺傳也與發病有一定關聯。

　　會合併行為治療及藥物治療來治療強迫症。

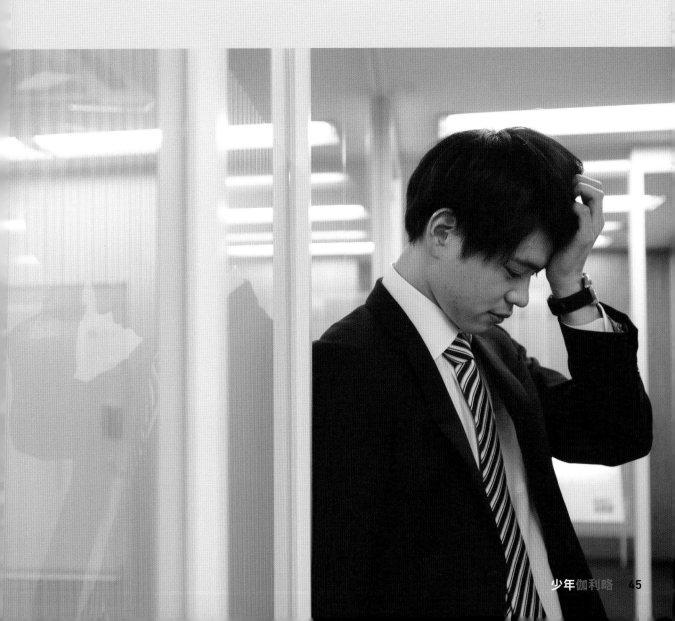

過度在意容貌的身體臆形症

微小的差異也當成異常

身體臆形症（body dysmorphic disorder）或稱身體畸形性疾患，是強迫疾患的近似病症。

當與他人比較時，外貌上微小的差異會被患者過度放大，認定這些差異是自己身體的缺陷、缺點，是異常的狀態。總人口有1～3％的人會出現此病症，男女的患病率沒有明顯差異，在青少年期或成年以後發病。

此疾病有強烈的慢性化傾向，重症

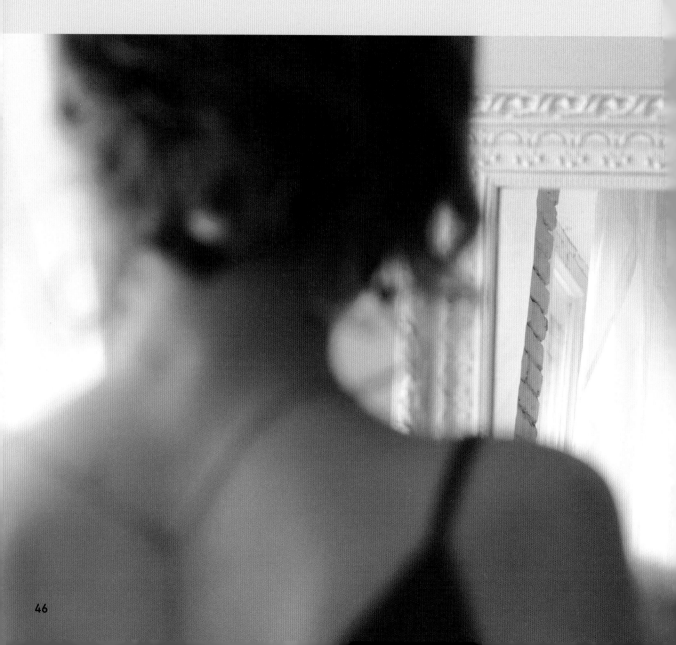

程度會根據不同時期變化。約75%的患者沒有結婚，即使結婚後續離婚的案例也不少見，也有繭居的案例。儘管反覆接受整形手術，卻往往對整形成果不滿意。身體臆形症有高機率併有憂鬱症及社交畏懼症。

對這樣的患者，藥物治療及認知行為治療均顯示有效。而當症狀達到中度以上，會難以區別出妄想跟疾病的差異。在認知行為治療中，會修正患者對自我缺陷相關的認知扭曲。利用鏡子讓患者確認自己的樣貌，並嘗試讓患者不再將身體認定為自身缺陷來修正患者的行為。

由於可能會發生手術方面的併發症，並不建議進行外科整形。

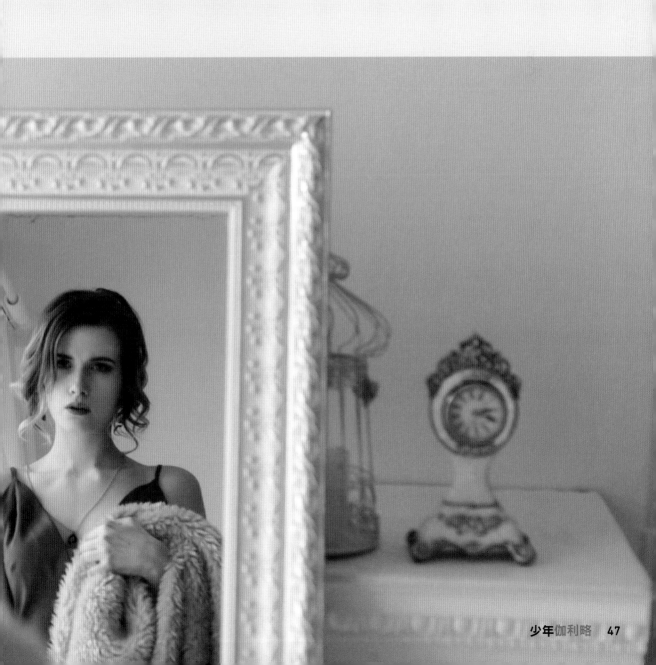

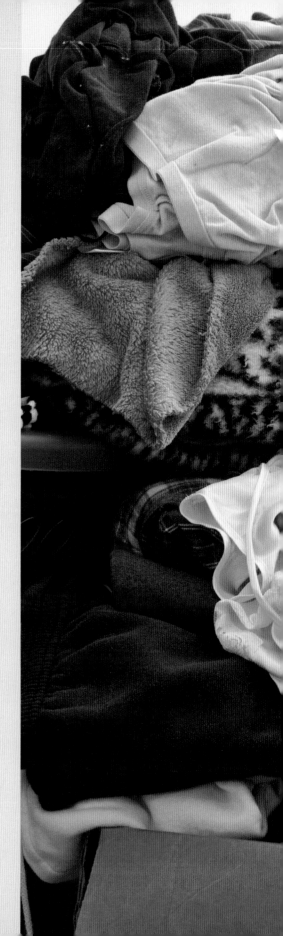

居住的房間裡垃圾堆成山！關於儲物症

強迫疾患類似的其他疾病

儲物症（hoarding disorder）是指收集幾乎沒有價值或不必要的物品，而收集後的物品也無法丟棄的狀態。患者大多自認是收藏家，在總人口中有5%的人會出現此病症。

收集的物品包含衣服、報紙、雜誌等等，衣服大部分都從未穿過。患者主張無法丟棄物品的原因是「收集的東西已經是身體的一部分，丟棄它們跟失去了身體一樣。」房間不再是作為居住空間，在他人眼中來看只是堆積如山的垃圾，裡面有塊睡覺的地方而已。由於這樣不衛生的環境，導致患者會併發因垃圾、灰塵等引發的過敏症。

與其他的強迫症相同，合併運用行為治療以及藥物療法。在藥物療法方面，會使用選擇性血清素回收抑制劑（SSRI）及氯米帕明（clomipramine）。也有報告指出N-乙醯半胱胺酸（N-acetylcysteine）亦有效。

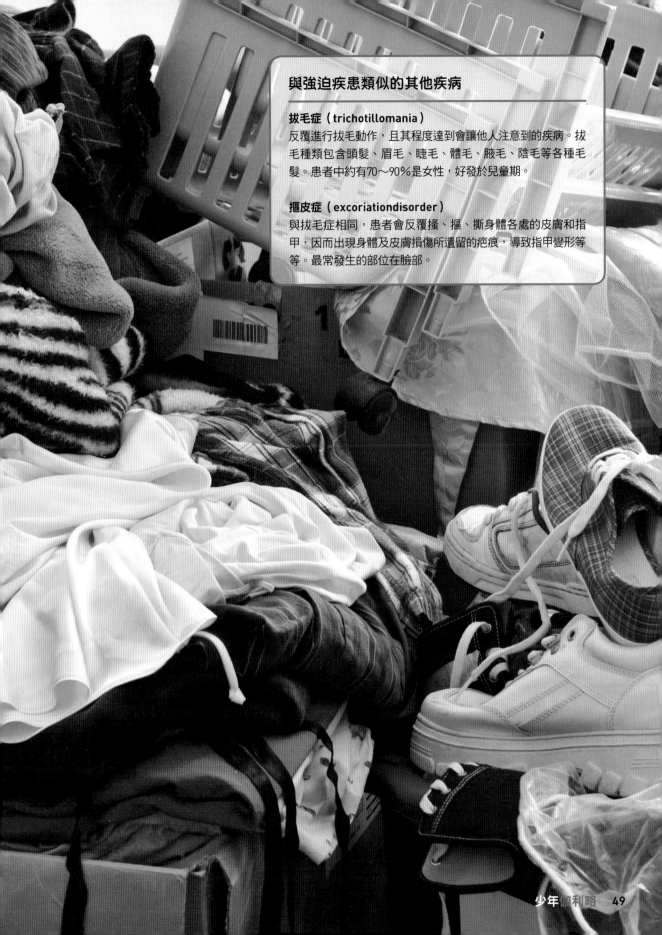

與強迫疾患類似的其他疾病

拔毛症（trichotillomania）

反覆進行拔毛動作，且其程度達到會讓他人注意到的疾病。拔毛種類包含頭髮、眉毛、睫毛、體毛、腋毛、陰毛等各種毛髮。患者中約有70～90％是女性，好發於兒童期。

摳皮症（excoriationdisorder）

與拔毛症相同，患者會反覆搔、摳、撕身體各處的皮膚和指甲，因而出現身體及皮膚損傷所遺留的疤痕，導致指甲變形等等。最常發生的部位在臉部。

也有意志消沉，轉為繭居的狀況

創傷後壓力疾患有潛伏期

如經歷戰爭或重大災害、被捲入犯罪事件等造成的創傷（trauma），是導致與創傷與壓力有關的精神疾患的原因。

首先是「急性壓力疾患」（acute stress disorder）。該病症是由於身體上或精神上遭到特別強烈的壓力，因而突然發作的疾患。大多數情況屬於短暫性症狀，在幾個小時到幾天之內即可緩和。發病時，患者會有意志與專注能力低落、暈眩的症狀，也有患者出現昏迷症狀的例子。此外，其他症狀例如變得想要繭居、懷有強烈焦急、焦躁等等。在大多數狀況，會

從側面看的邊緣系統

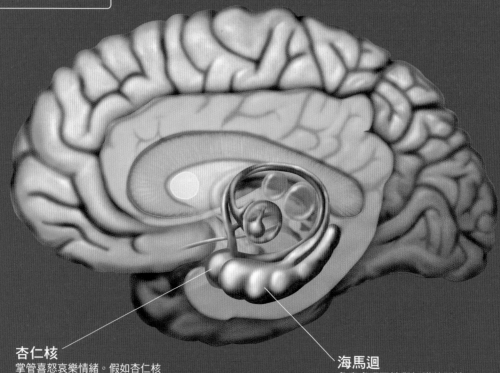

杏仁核
掌管喜怒哀樂情緒。假如杏仁核受損，人就無法判斷出愉快以及不愉快的情緒。

海馬迴
負責處理回憶與知識的記憶，暫時性的記憶保存。

伴隨恐慌發作以及心跳加快、冒汗、潮紅等自律神經方面的症狀。

而「創傷後壓力疾患」（post-traumatic stress disorder，PTSD）是針對經歷過戰爭或是重大災害等等狀況，受到創傷而發生的疾患。此疾患有潛伏期，經過一段時間之後才會發作。PTSD的患病率在總人口中約有7%。

現在，嚴重的特殊傳染性肺炎COVID-19正肆虐全球。也有專家指出，在COVID-19的感染者與確診者之中，可能有3分之1的人患上PTSD。

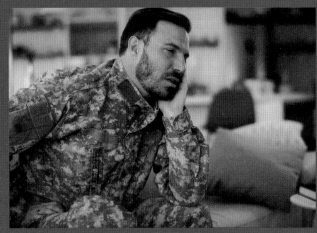

戰爭之類的重大創傷經驗，可能會引發PTSD。實際上，在參與過越戰的退伍軍人當中，有15%的人出現PTSD症狀。

PTSD患者的腦部特徵

有報告指出，在PTSD患者的腦中，有杏仁核的血流量增加（表示活動很活躍）並海馬迴的體積縮小的狀況。而這種異常會讓恐懼的記憶強化，防礙恐懼的記憶消失等等，可能致使PTSD發作。

從正面看的邊緣系統

邊緣系統

視丘

終紋

杏仁核

海馬迴

「PTSD」成為耳熟能詳的疾病

已開始投入兒童心靈的照顧

當遭遇到重大災害與事故時,被害人或被害人家屬苦於PTSD的情況並不少見。回顧日本發生的重大事故及災害,1995年3月20日發生的東京地鐵沙林毒氣事件,針對共299位受害者所進行的調查中,儘管該事件發生已經過了20年,苦於PTSD的人提高到3成。另外,在2001年2月10日,於美國夏威夷歐胡島被美軍核子動力潛艦撞沉的「愛媛丸」事件裡,共26位倖存者中有12

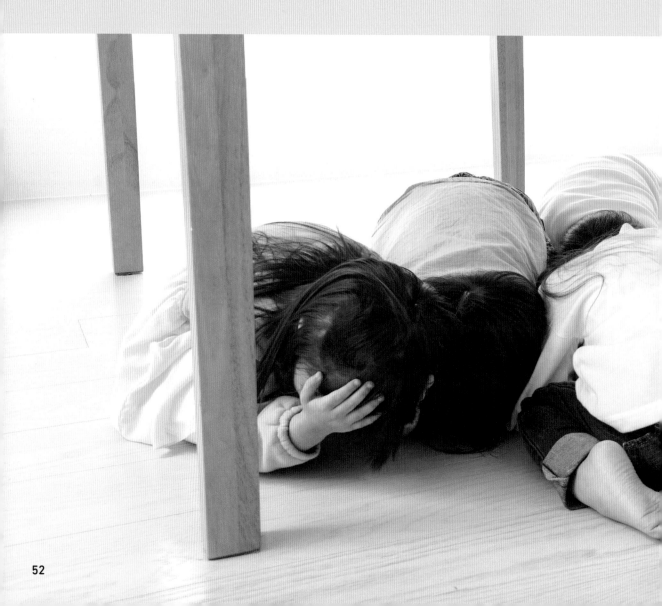

位被診斷出PTSD。

2011年3月11日東日本大震災的3年後，日本東北大學針對宮城縣沿岸共3744位的受訪者進行調查，發現其中約有5%的人疑似患上PTSD。

北海道在2018年9月6日觀測到震度7級的地震，由於害怕地震及難以適應避難所的生活，導致兒童開始出現壓力症狀。其中，也有兒童變得再也無法睡在地震發生當時所睡的房間。受災地也開始投入兒童心靈方面的照顧。

除此之外，2018年還一個接一個地發生如西日本豪雨等等的重大災害，導致PTSD一詞開始被日本媒體頻繁報導，成為耳熟能詳的疾患。

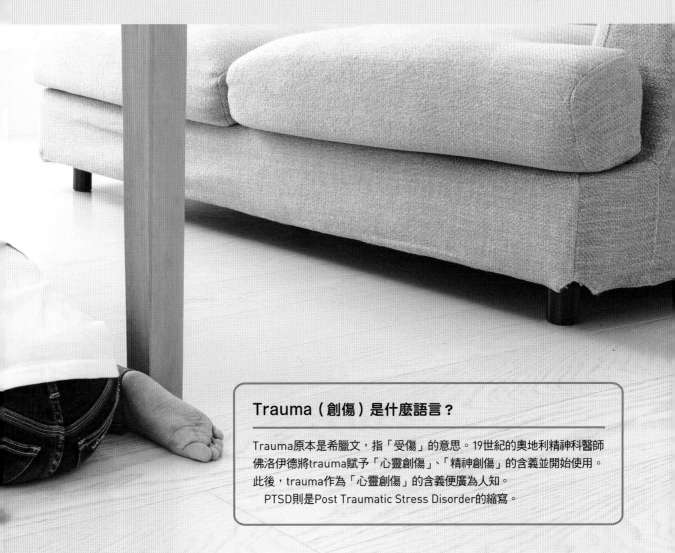

Trauma（創傷）是什麼語言？

Trauma原本是希臘文，指「受傷」的意思。19世紀的奧地利精神科醫師佛洛伊德將trauma賦予「心靈創傷」、「精神創傷」的含義並開始使用。此後，trauma作為「心靈創傷」的含義便廣為人知。

PTSD則是Post Traumatic Stress Disorder的縮寫。

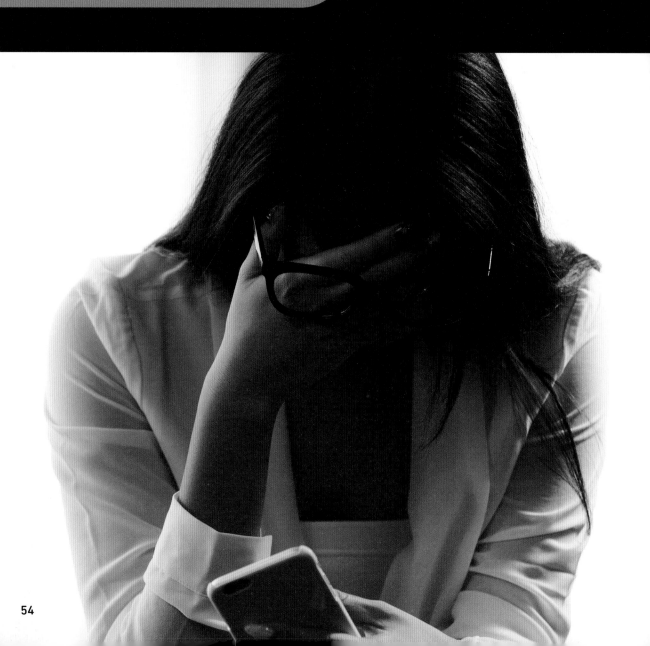

創傷與壓力相關疾患

騷擾、過勞甚至燒燙傷也會導致發病

PTSD的診斷要點

在醫療機構中常常會看到PTSD的患者。例如，因為職場中的騷擾導致罹患憂鬱症、由過勞所引起的適應疾患（adjustment disorder）等。而這些患者，會變得無法搭乘過往通勤所使用的交通工具。

患者之中也有當走到職場附近時就發生身體狀況與恐慌，只是看到與騷擾的加害者有類似輪廓的人就發生瞬間重歷其境（flashback）的例子。

近來，社群媒體上的誹謗及中傷亦

成為問題。惡意的中傷以及霸凌，導致罹患PTSD的案例也在增加。另外，受到燒燙傷的兒童之中，有80%的人在1～2年後會出現某些PTSD的症狀。

在診斷方面，首先是找出是否有可能會成為創傷的事件，以及該事件與發病之間是否有關聯。其次則是讓患者進一步回想，是否有出現與該事件相關的白日夢或夢，以及瞬間重歷其境（事件突然浮現腦海），以確認患者是否有反覆地再經歷創傷當時的狀況。

再來，確認患者是否有某種類型的麻木、情感遲鈍、避免與他人來往、對周遭環境遲鈍等等症狀。此外，也有感覺不到快樂的失樂症（anhedonia）案例。

在多數情況中，PTSD會在創傷經驗後的3個月內發病。病情沒有一定的發展模式，並不穩定，但幾乎所有的患者最終都會康復。

從創傷經驗發生到診斷出 PTSD

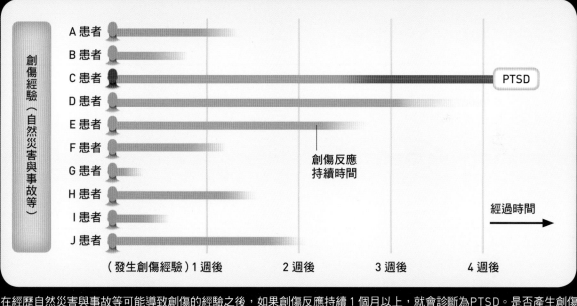

在經歷自然災害與事故等可能導致創傷的經驗之後，如果創傷反應持續1個月以上，就會診斷為PTSD。是否產生創傷及創傷反應的持續時間則因人而異，且差異甚大。一般而言，PTSD的罹患率在大地震等自然災害中約會有1成，交通事故中約會有1成，而性侵害中會有4～5成左右。

PTSD的診斷關鍵

①患者是否發生可能會成為創傷的事件，以及該事件與發病之間是否有關聯
②患者是否有出現瞬間重歷其境等情形，反覆地再經歷創傷事件

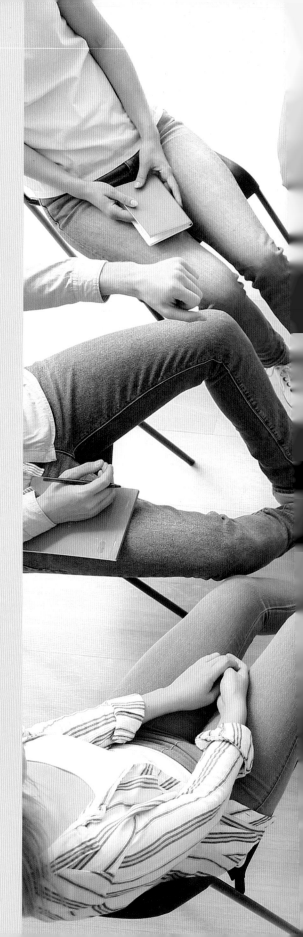

創傷與壓力相關疾患

在治療之中重要的就是安心感

也有讓患者表達吐露創傷經驗的治療方法

數據指出，接受治療的PTSD患者約有30%會完全康復，40%會殘留輕微程度的症狀，20%殘留中等程度的症狀，10%改善程度有限。

病情能夠獲得較好進展的因素，在於早期發病、症狀持續時間短，生病前有較高的社會性功能與良好的社會性支持等。

PTSD的治療會合併使用藥物治療及認知行為治療。藥物治療方面，主要使用選擇性血清素回收抑制劑（SSRI）、血清素與正腎上腺素回收抑制劑（SNRI）。

在心理治療中，會讓患者在相互支持的關係中，說出創傷經驗並吐露心情，以及學習如何應對症狀等等。依照患者的期望，也會安排其他有相同疾患的患者一起進行團體治療（group therapy）。首要是提供患者安心感，並且讓患者從與創傷經驗相關的地方或情境隔離開來，這是治療的第一步。

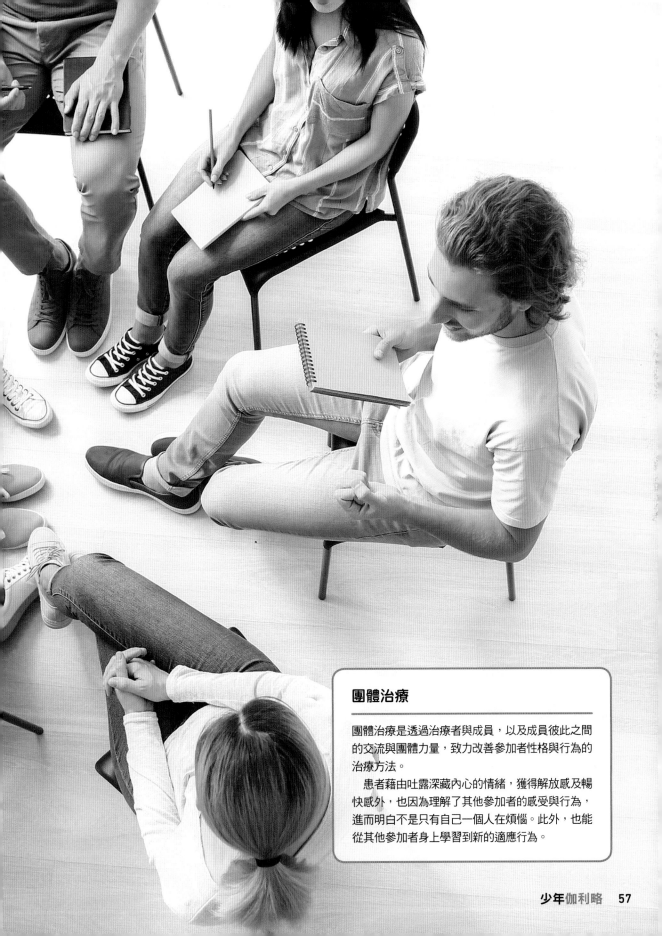

團體治療

團體治療是透過治療者與成員，以及成員彼此之間的交流與團體力量，致力改善參加者性格與行為的治療方法。

　　患者藉由吐露深藏內心的情緒，獲得解放感及暢快感外，也因為理解了其他參加者的感受與行為，進而明白不是只有自己一個人在煩惱。此外，也能從其他參加者身上學習到新的適應行為。

適應疾患的肇因也是壓力

精神科中最常診斷出的疾病，但是康復也快

「**適**應疾患」是屬於壓力相關疾患的其中一種。一般認為這是精神科診斷出的疾病當中最為常見的。

引起發病的明顯原因例如生病、與重要的人離別、人際關係糾葛等等的壓力，或者是入學、結婚、搬家、退休等的人生事件。適應疾患患者在事件發生後的3個月內，會出現憂鬱感與焦慮感等情緒方面的異常，活力、思考能力及專注能力的低落、焦躁，或是在與人來往方面變得過分敏感等行為方面的異常。

在適應疾患中，也有患者的症狀嚴重程度遠遠超過一般人的預期，或是演變為工作停滯、繭居（hikikomori，俗稱家裡蹲）等等，嚴重到損害患者社會性功能程度的重症情形。但是，一旦壓力來源消失，症狀就不會持續超過6個月以上，是一種康復很快的疾病。

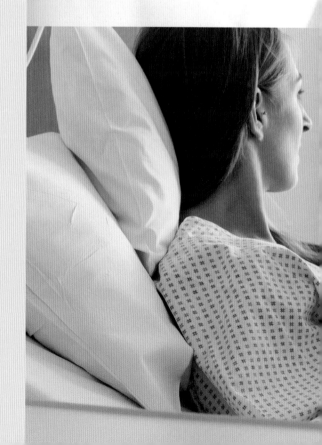

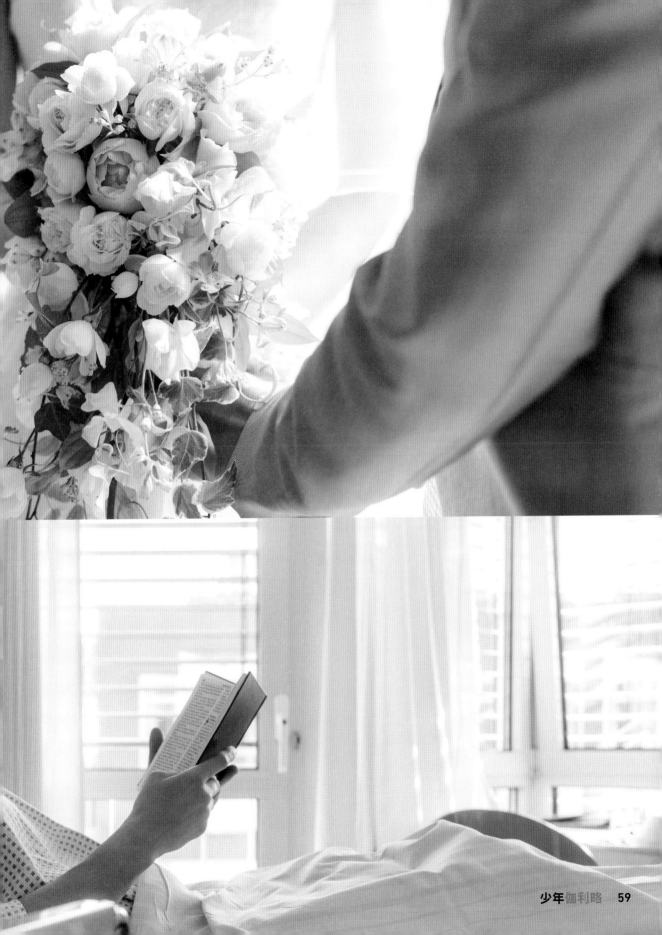

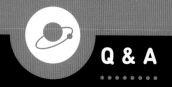
自從目擊
交通事故以後，
變得無法開車

Q 自從前幾年目擊大型交通事故以後，動輒就會想起當時的場景，而且想到汽車就害怕，變得無法開車，晚上也無法熟睡。

A 從症狀來判斷的話，可以說是目擊交通事故而造成了某種創傷。然而，其程度是否已經嚴重到可診斷為創傷後壓力疾患（PTSD），尚有討論餘地。

要診斷創傷後壓力疾患，除了有創傷經驗之外，患者會以惡夢與瞬間重歷其境等形式重新經歷創傷經驗，並且會迴避喚起創傷經驗的事物。有睡眠疾患及心悸等自律神經方面的症狀

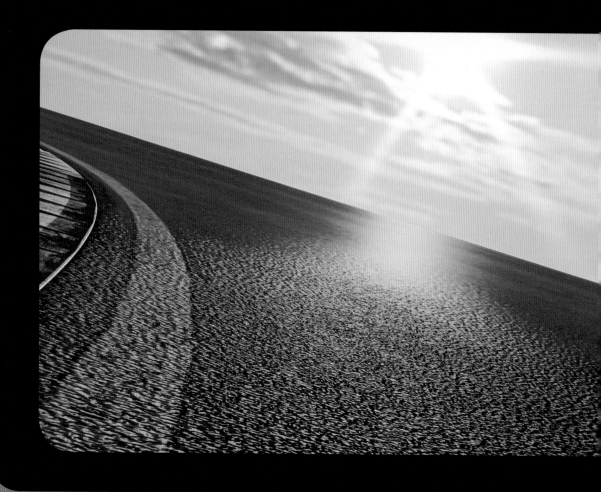

亦為其判斷條件。

　　提問者似乎有符合前述三個條件，但是符合條件的症狀數量及嚴重程度還有待商榷。然而，即便並不符合創傷後壓力疾患的條件，由於提問者有睡眠疾患及想起創傷經驗而造成痛苦的症狀，接受精神科的治療會對提問者帶來一定程度的幫助。

分辨是否為PTSD

可先藉由「PTSS-10 自我檢測量表」自我篩檢是否有PTSD，若有一半以上為「是」，請向心理衛生單位尋求協助。

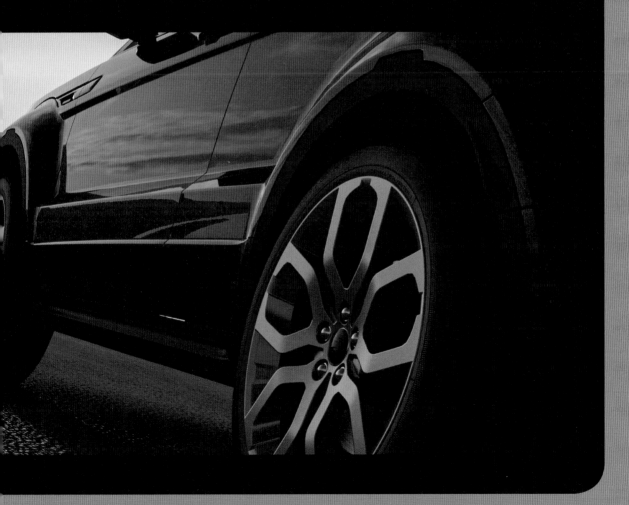

出現幻覺，
對妄想深信不疑
看到或聽到實際上
不存在的事物

精神病性疾患是一種會出現幻覺及妄想症狀的疾病。其中最具代表性的就是思覺失調症（schizophrenia）。

幻覺是指患者感知到實際上不存在的對象。而幻覺根據其產生的感覺器官，又稱為幻視、幻聽、幻觸等等。

發生幻覺的原因包含藥物、腦器質性異常、心理方面的原因等等。儘管大家都知道幻覺有各式各樣的誘發原因，但是基本上可以認為都是源於精神病性疾患。

另一方面，妄想的特徵則是患者深信實際上不可能的事，而無法利用邏輯說明說服更正其所確信的想法。

思覺失調症的患者，在發病以前大多是自制且文靜、性格內向的人。

思覺失調症中會出現的
正性症狀與負性症狀

「正性症狀」（positive symptom）指的是幻覺及妄想，會出現正常的精神功能活動變得過於旺盛，知覺變得扭曲等的症狀。而「負性症狀」（negative symptom）則會造成原本的精神功能下滑甚至消失，因此也稱為「缺失症狀」。

具體來說，會有失去活力、變得不想說話、情緒反應遲緩等等的症狀。

孟克＜吶喊＞

孟克（Edvard Munch，1863～1944）所繪的＜吶喊＞被認為是運用象徵性的手法，表現出畫家自身罹患妄想型精神疾患的親身經驗。思覺失調症的患者會出現認知疾患（cognitive disorder），以為外界的事物好像有生命似地迫近自己，或是聽到不存在的聲音（幻聽）等等，就如同右頁的繪畫一樣。

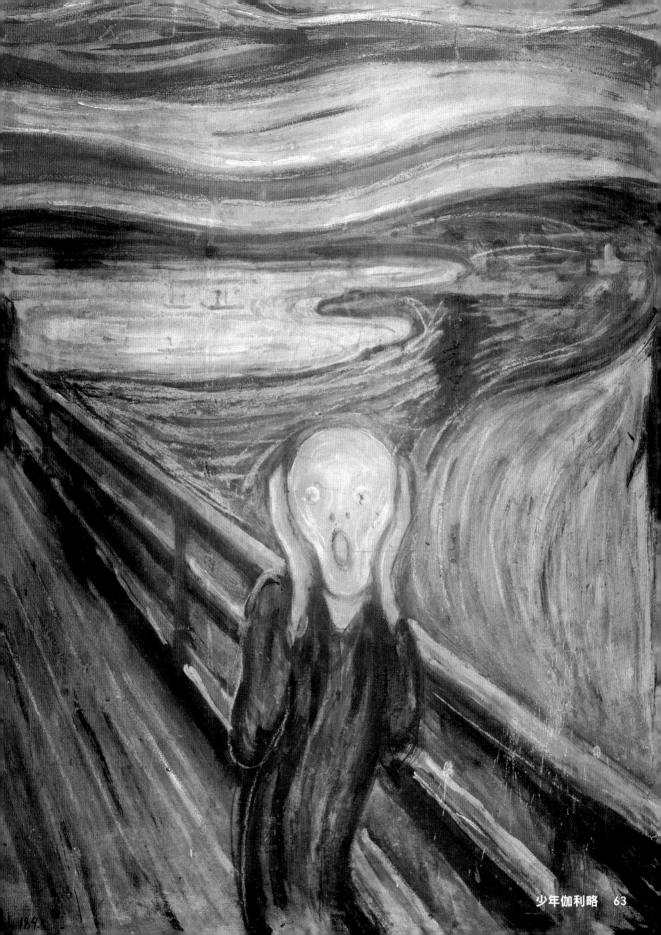

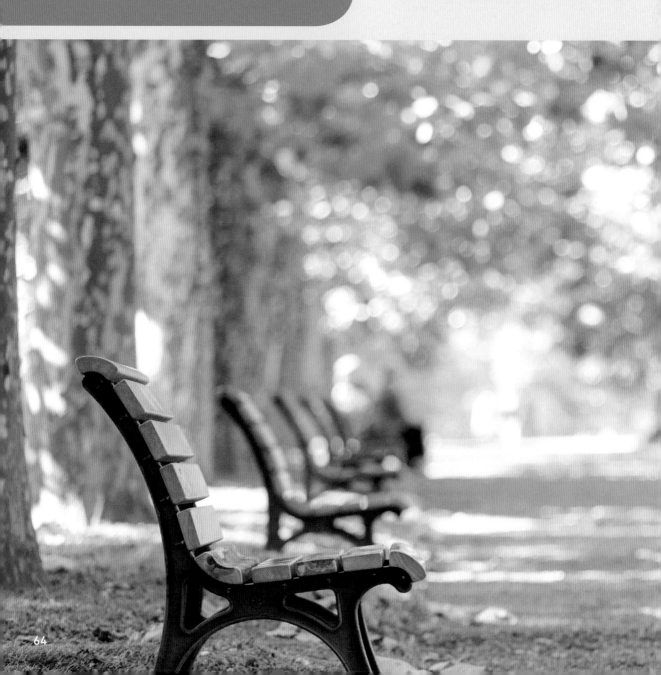

思覺失調症

思考與行為也會
出現異常

無論男女，發病的高峰期
均在20多歲

思覺失調症也會出現異常思考。例如，表達出雜亂無章的思想、思考在途中停止、沒有目的或情緒地反覆思考特定的事。

其他情形包括有意識卻無法表達出意志，落入昏迷的狀態，持續維持拘束的姿勢，出現厭食症（anorexia）、緘默症（mutism）等拒絕症（negativism）。此外，也有刻意做出誇張的動作和措辭、做鬼

臉、噘嘴等怪異表情的情況。

　　也有患者學習和解決問題的能力下降，出現了認知疾患。

　　思覺失調症在精神病性疾患中屬於症狀最為嚴重的一類，且發作頻度也很高。

　　世界各國的患病率約為1％。男性發病較早，高峰期在20～25歲，女性則是在25～29歲。

　　目前所知，一般而言女性較少會出現失去活力及反應變遲鈍的症狀，並且預後良好。

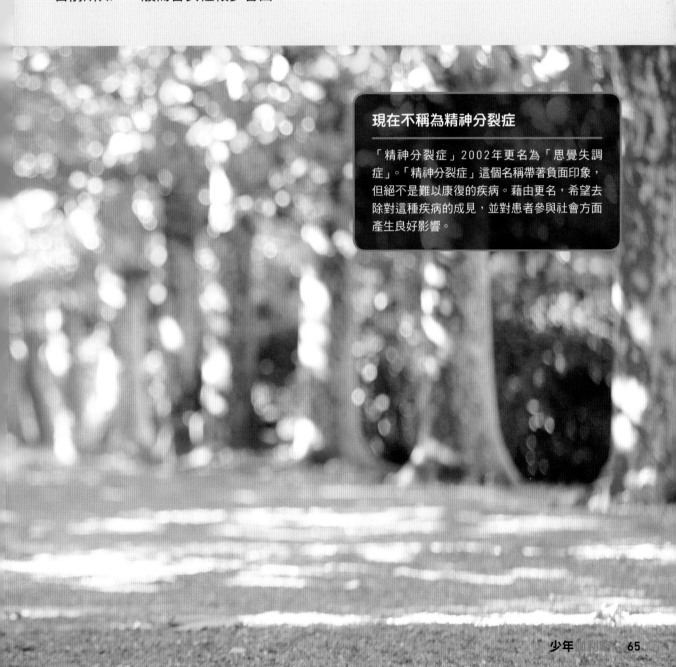

現在不稱為精神分裂症

「精神分裂症」2002年更名為「思覺失調症」。「精神分裂症」這個名稱帶著負面印象，但絕不是難以康復的疾病。藉由更名，希望去除對這種疾病的成見，並對患者參與社會方面產生良好影響。

正在研究原因
是遺傳或是腦

主流理論是多巴胺
分泌過剩

根據推測,思覺失調症在一定程度上受到遺傳因素的影響。

致病原因的主流看法,稱為多巴胺假說(dopamine hypothesis)。該假說推測作為神經傳導物質之一的多巴胺分泌過剩,導致神經細胞的活動變得旺盛,成為思覺失調症發生的原因。目前,不只是多巴胺,也正在積極研究思覺失調症與血清素等其他神經傳導物質之間的關聯性。

受惠於影像診斷技術的進步,近來

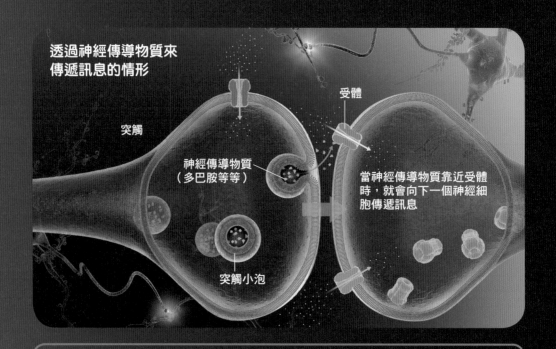

透過神經傳導物質來傳遞訊息的情形

突觸

神經傳導物質
(多巴胺等等)

突觸小泡

受體

當神經傳導物質靠近受體時,就會向下一個神經細胞傳遞訊息

神經傳導物質的主要種類

多巴胺
與活力、記憶、學習、運動功能等等相關。當多巴胺分泌過剩時,會引起思覺失調症、暴食、物質或藥物依賴性等症狀。

正腎上腺素
有強烈的清醒效果,並且讓情緒高昂的作用。如果正腎上腺素分泌不足,人會容易陷入抑鬱狀態;如果分泌過剩,便會引發躁狂狀態。

血清素
具有安定精神的功能。如果血清素不足,會導致焦慮及憂鬱症。

已經可以得知患者腦中的側腦室及第三腦室變大，額葉功能下滑等情形。在神經生理學（neurophysiology）的研究方面，也發現患者有注意功能上的疾患，而且難以進行流暢的眼球運動。

心理社會的致病因素也很重要。該理論認為思覺失調症與一直以來扭曲的母子關係有關連性。近年來，也證實來自家人憤怒之類的消極情緒，會促使患者復發。

治療思覺失調症會合併運用身體治療與心理社會治療的方法。長效注射劑治療藥物注射一次的效果有望持續2～4週，不必擔心忘記服藥，進而有降低復發與症狀惡化風險的好處。

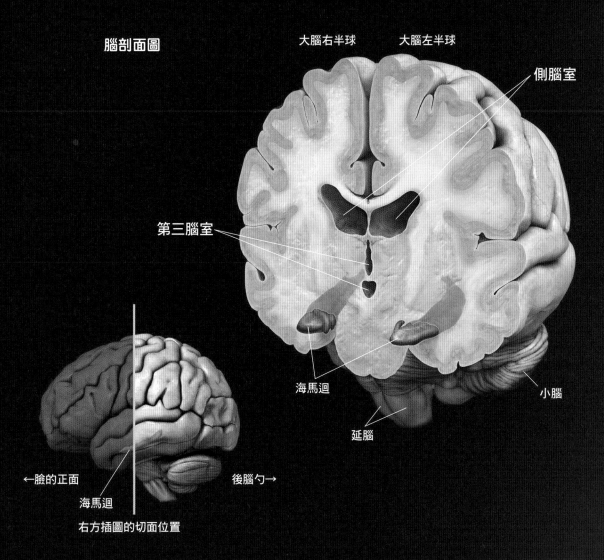

腦剖面圖

大腦右半球　　大腦左半球

側腦室

第三腦室

海馬迴

延腦

小腦

←臉的正面　　　　後腦勺→

海馬迴

右方插圖的切面位置

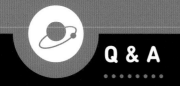

生活日夜顛倒，
對家人避不見面

Q 幾個月前開始，我20歲的重考生兒子生活變得日夜顛倒，並且開始對家人避不見面。差不多從那個時間點，會在自己的房間自言自語，生氣或大笑到引人注意的程度。我雖然很擔心，但不知道應該要怎麼辦才好。

A 應對這個狀況，首先有必要考慮兒子有精神病性疾患早期發作的可能性。因為如果先設想好嚴重病情的可能性，當遇到大部分的狀況時，都能夠迅速地處理。在此舉出兩種對策：嘗試恢復家人之間的溝通；利用諮詢機構。

家人首先應該做的努力，是稍微告訴兒子父母的擔心，並且讓兒子說出

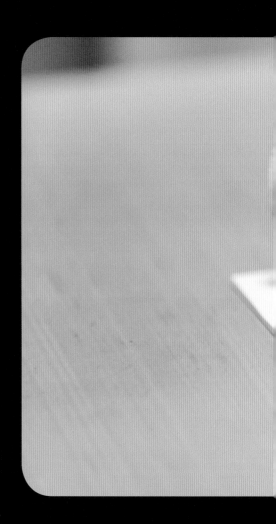

真正的心情。即便真的罹患精神病性疾患，依然不會改變他身為兒子的事實。而且他應該也想向父母求救。假如能夠確認這份心情的話，父母在支持兒子上應該能夠順利起來。

第二個對策是拜訪各地設置的保健諮詢機構及精神保健福利機構等諮詢窗口。把兒子本人的言行舉動及與父母之間的對話內容提供給專業的諮詢工作者，以思考接下來的處理方法。然後，應該就可以開始討論出具體的應對方法，例如兒子與父母一起前往就醫等等。

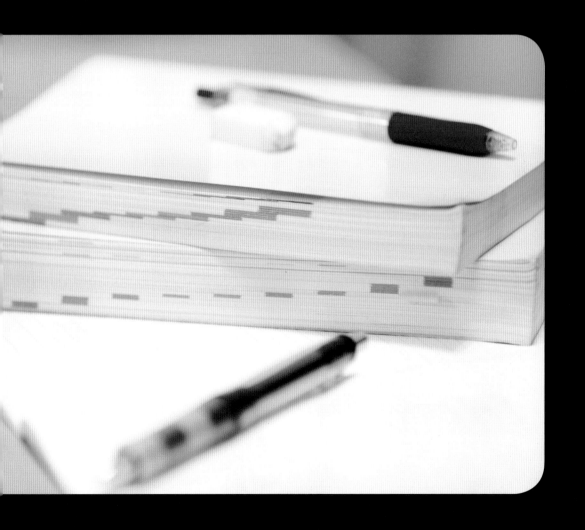

對事物的看法與感受方式出現強烈偏差

與普通人共通的特性病態地強化

人格疾患（personality disorder）是指患者的看法、理解方式（認知）與感受方式（情緒性），與他人的連結方式（人際關係功能）出現顯著偏差，導致患者產生非常嚴重的痛苦的疾患。

人格疾患可分為三型。

A型之中包含妄想型人格疾患（paranoid personality disorder）。患者的個性和行為會看起來有點奇怪，跟普通人不一樣。

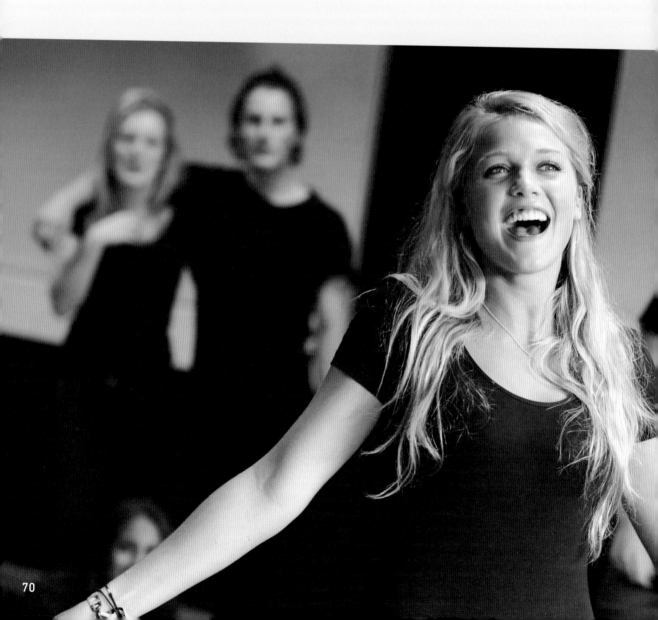

B型中包含反社會型（antisocial）、邊緣型（borderline）、做作型（histrionic）及自戀型（narcissistic）。患者看起來很戲劇性、情緒化、善變。

　　C型包含迴避型（avoidant）、依賴型（dependent）及強迫型（obsessive-compulsive）。屬於C型疾患的患者，看起來彷彿是處於焦慮或恐懼狀態。

　　雖然相較於其他的精神疾患，患者個人在各種功能上的疾患程度較輕，但是此病症的特徵是範圍廣，病情時間長，而且與普通人共通的人格特性會被病態地強化。

　　在總人口之中，約10%的人有一種以上的人格疾患。

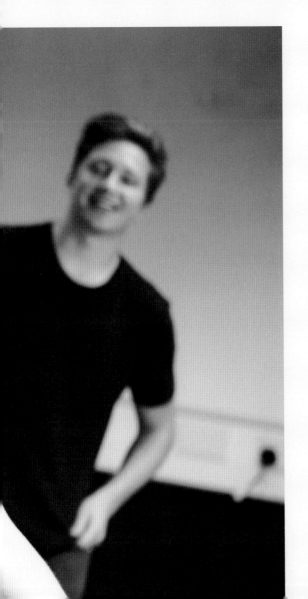

人格疾患的類型	
A型	妄想型人格疾患
	孤僻型人格疾患
	思覺失調型人格疾患
B型	反社會型人格疾患
	邊緣型人格疾患
	做作型人格疾患
	自戀型人格疾患
C型	迴避型人格疾患
	依賴型人格疾患
	強迫型人格疾患

關於代表性的人格疾患將在後續章節中說明。

也有缺乏罪惡感、採取衝動行為等特徵

主要的人格疾患類型①

思覺失調型人格疾患

一般認為思覺失調型人格疾患與遺傳因素有關。

不結交朋友，沒有信賴的人，喜歡一個人過生活。患者容易受到孤立，在學校與職場等地方被當成「奇怪的人」而遭到霸凌的情形。然而，患者本人並不介意周圍如此評價，也沒有憤怒之類的強烈情緒。對於性方面的體驗及異性來往也沒有興趣，以男性患者來說，終生單身的情形也不少。

相較於女性，男性的患者數稍多，症狀也有較為嚴重的傾向。

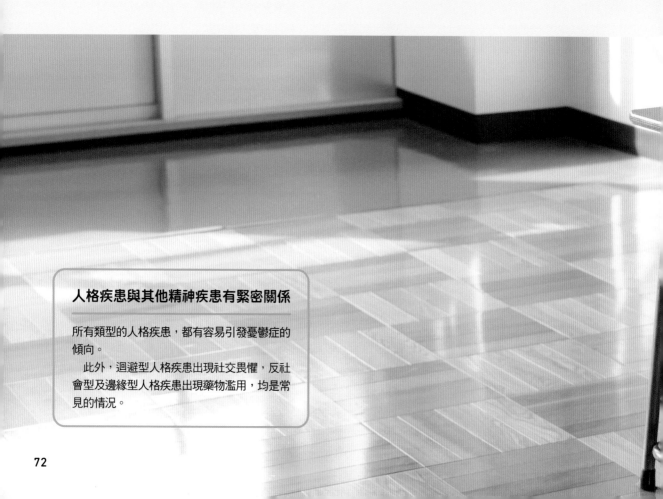

人格疾患與其他精神疾患有緊密關係

所有類型的人格疾患，都有容易引發憂鬱症的傾向。

此外，迴避型人格疾患出現社交畏懼，反社會型及邊緣型人格疾患出現藥物濫用，均是常見的情況。

反社會型人格疾患

反社會型人格疾患的患者多為男性，有破壞社會規範或做出欺騙他人等等加害行為的傾向。而且，對於這些行為沒有罪惡感。

會做出攻擊人或動物、破壞或竊取物品、酒後駕車及違反速限等重大的違規行為，也會發生家庭暴力、虐待及忽視小孩的可能性。另外，非常缺乏責任感，如拒絕求職、反覆請假等等。反社會型人格疾患大多發生於兒童期或青少年早期，成人後症狀也會持續。但是，也有患者到40歲之前症狀變輕及病況緩解的情形。

邊緣型人格疾患

邊緣型人格疾患患者在人際關係、自我形象及情緒等等層面，會出現大範圍的不穩定性與顯著的衝動。女性患者稍多，會在現實中或想像中不擇手段地努力，以避免在關係之中被捨棄。而這種害怕被他人捨棄的恐懼，與患者無法忍受獨自一人，並且想讓他人來陪伴自己的需求有所關聯。

患者會進行賭博、暴飲暴食、亂花錢、亂開車之類傷害自己的衝動行為。其中8～10%的患者會真的執行自殺。

儘管在一生中，激烈的情緒波動會屢屢發生，但也有透過治療而改善的例子。患者到30～40多歲，在人際關係及工作的功能方面均會穩定下來。

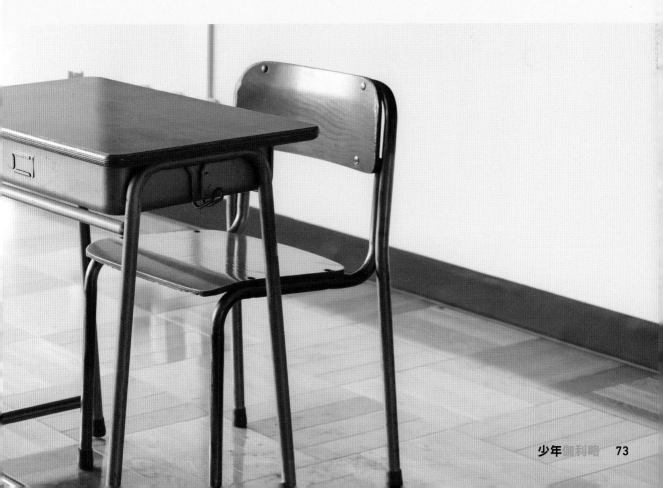

追求讚美並做出誇張的言行舉動

主要的人格疾患類型②

自戀型人格疾患

自戀型人格疾患的主要特徵是自我誇大。高估自己的重要性及貢獻,出現傲慢及特權心態,並追求關注與稱讚。此外,對他人不是抱持忌妒就是輕蔑的情緒。

心態上容易受傷,一旦被批評就在腦海揮之不去。另外,由於患者對於自己的能力、外貌、年輕等充滿執著,隨著年紀增長,身體開始衰老的時候,患者會變得難以依循現實狀況來做出合理的行為。

在自戀型人格疾患的確診者中,50～70%是男性。

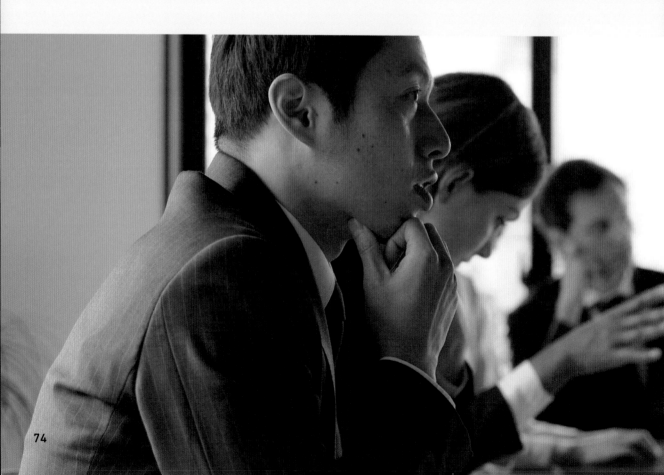

做作型人格疾患

為了吸引他人的關注，做作型人格疾患患者會做出另類且誇張的打扮或戲劇化的言行舉動。同時，患者也會有編造謊言、製造騷動等行為，試圖獲得眾人目光。

此外，有高估自身人際關係親密性的傾向。然而一旦與人建立新的關係之後，興趣就會轉移到其他對象身上，因而無法維持長久的人際關係。很快就會發現患者的情感表現刻意、膚淺又缺乏真誠。雖然有充滿熱情開始工作或事業的情形，但是興趣會馬上消退下來。此外，此類患者的特徵是容易受到他人影響，容易受騙。

女性患者稍多，症狀傾向會隨著年齡增長而趨緩。

依賴型人格疾患

依賴型人格疾患的特徵，是想被照顧的需求過剩。患者認為自己無法單獨生活，在日常生活中，即便是相同年齡層的人可以自己決定的事情，患者還是要讓他人（多數情況中會是特定的人）來替自己決定。此外，自己難以計畫事宜，如果沒有其他人來監督的話，患者就無法適當地行動。

患者害怕與照顧自己的人分離（分離焦慮），而為了要讓照顧者照顧自己，也有忍耐配偶暴力行為的情況。

在多數情形中，患者有藥物依賴、憂鬱症、焦慮症狀等背景。

治療人格疾患

配合患者人格疾患的程度與狀況，來選擇個人心理治療、團體治療、住院治療、藥物治療等方法。

以住院治療來說，如果要治療反社會的行為，會安排社群（例如家庭、學校等共同體）特性的體制，針對衝動行為採取特別設計的限制行動。

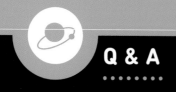

應該要如何應對「繭居」？

Q 兒子原本就不擅長交友，經常請假不去上課。高中畢業之後，雖然做過幾份打工，但之後就在自己房間裡繭居，到現在已經 3 年。即使問他「之後有什麼打算？」也沒有得到明確的回答。

A 兒子的狀態可以稱為是社會性繭居。其背後可能有憂鬱症及思覺失調症的情形，有必要先向精神保健福利機構諮詢。即便兒子本人不想就醫，家庭關係若能夠因諮詢獲得進展，或許就有可能成為改善現況的契機。

儘管家人也會煩惱，但是最痛苦的

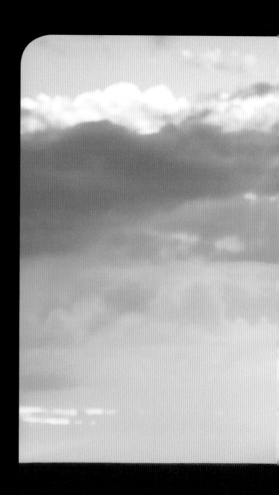

何謂「社會性繭居」

社會性繭居是指持續逃避參與社會的事例。儘管在定義中不包含精神疾患所致的繭居，實際上繭居者中有憂鬱症、強迫疾患、思覺失調症早期症狀的人並不少。

一定是本人。兒子正想方設法地想要脫離目前狀態而受苦，對這樣的他，家人一定不可以再加深兒子的痛苦。藉由彼此對話的溝通方式，就能夠讓兒子安心。

容易對話的主題，像是無關緊要的新聞及運動等。如未來的計畫、兒子同齡朋友的事情，不是好的題材。即使家人沒有惡意，還是會有逼迫的感覺。另外，最好也要避免「何謂正確的事」的說教。

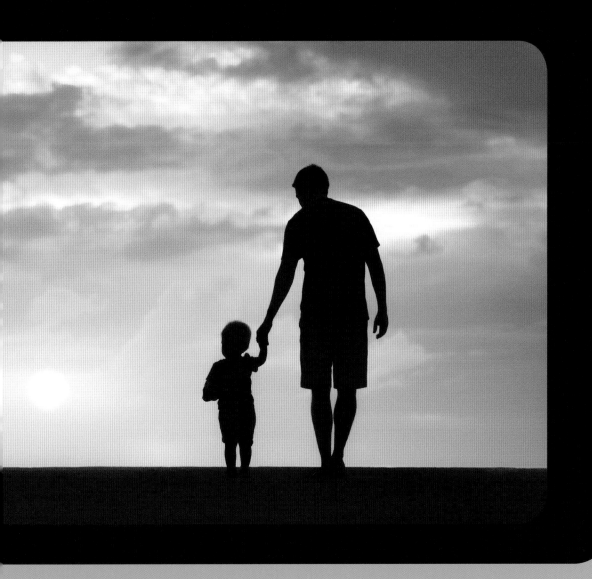

這本《認識常見精神疾病》的介紹到此。在高壓的現代社會之中，得到憂鬱症、焦慮疾患與強迫疾患的患者越來越多，在此將症狀及治療方法等介紹給各位讀者。

此外，有關家人與周遭的人應該如可支持患者比較適當，本書當中也有專欄提出醫師的意見。

由於近來肆虐的嚴重特殊傳染性肺炎，社群媒體上誹謗與中傷所造成的壓力，導致罹患精神疾患的案例也多了起來。

期待本書能讓您對精神疾病有初步的認識。

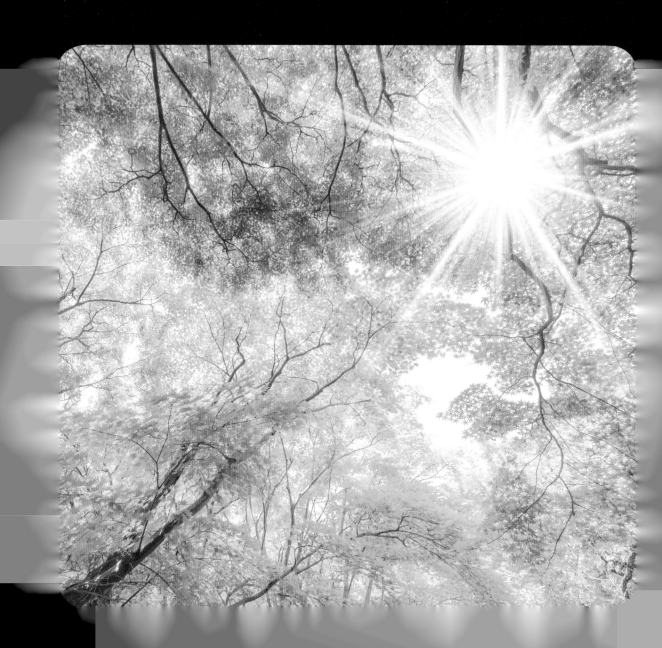

人人伽利略 科學叢書08

身體的檢查數值

詳細了解健康檢查的數值意義與疾病訊號

　　健康檢查不僅能夠及早發現疾病，也是矯正我們生活習慣的契機，對每個人來說都非常的重要。

　　本書除了帶大家解讀健康檢查結果，了解WBC、RBC、PLT等數值的涵義，還將檢查報告中出現紅字的項目，羅列醫生的忠告與建議，可藉機認識多種疾病的成因與預防方法，希望可以對各位讀者的健康有幫助。

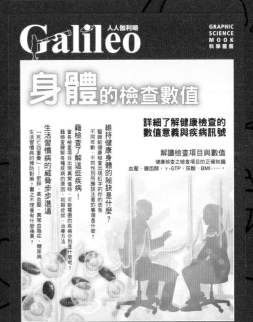

定價：400元

人人伽利略 科學叢書13

從零開始讀懂心理學

適合運用在生活中的行為科學

　　我們無意識的行動和判斷，其實跟心理有很大的關係。

　　而本書就是介紹心理學的入門書，先簡單介紹心理學的主要發展，再有系統且完整的將不同領域的心理學理論與應用帶給讀者。舉凡我們最關心的個人性格、人際關係與團體、記憶、年紀發展等心理學，以及相關之臨床應用，都在書中做了提綱挈領的闡述說明。

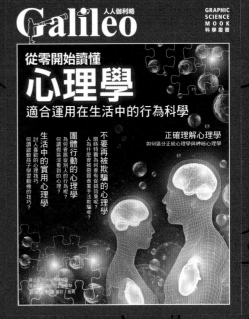

定價：350元

認識常見精神疾病

淺析憂鬱症、焦慮症、強迫症等心理疾患

作者／日本Newton Press
特約主編／王原賢
翻譯／吳家葳
編輯／林庭安
商標設計／吉松薛爾
發行人／周元白
出版者／人人出版股份有限公司
地址／231028 新北市新店區寶橋路235巷6弄6號7樓
電話／（02）2918-3366（代表號）
傳真／（02）2914-0000
網址／www.jjp.com.tw
郵政劃撥帳號／16402311 人人出版股份有限公司
製版印刷／長城製版印刷股份有限公司
電話／（02）2918-3366（代表號）
經銷商／聯合發行股份有限公司
電話／（02）2917-8022
第一版第一刷／2022年3月
定價／新台幣250元
　　　港幣83元

國家圖書館出版品預行編目（CIP）資料

認識常見精神疾病：淺析憂鬱症、焦慮症、強迫症
等心理疾患　日本Newton Press作；
吳家葳翻譯. -- 第一版. --
新北市：人人出版股份有限公司, 2022.03
面；　公分. — （少年伽利略；22）
譯自：精神の病気：精神科医が語る,こころの病気のきほん
ISBN 978-986-461-276-5（平裝）
1.CST：精神醫學

415.95　　　　　　　　　　　　　　111000694

NEWTON LIGHT 2.0 SEISHIN NO BYOKI
Copyright © 2020 by Newton Press Inc.
Chinese translation rights in complex
characters arranged with Newton Press
through Japan UNI Agency, Inc., Tokyo
www.newtonpress.co.jp

Staff

Editorial Management　木村直之
Design Format　米倉英弘 + 川口 匠（細山田デザイン事務所）
Editorial Staff　中村真哉，青木より子

Photograph

2〜3	JP trip landscape DL/stock.adobe.com	38〜39	ucchie79/stock.adobe.com
4〜5	lastpresent/stock.adobe.com	40〜41	thanakorn/stock.adobe.com
6〜7	zakalinka/stock.adobe.com	42〜43	New Africa/stock.adobe.com
8〜9	Alexander Raths/stock.adobe.com	44	Y's harmony/stock.adobe.com
10〜11	jagodka/stock.adobe.com	45	UTS/stock.adobe.com
12〜13	miiko/stock.adobe.com	46〜47	vladdeep/stock.adobe.com
16〜17	beeboys/stock.adobe.com	48〜49	markcarper/stock.adobe.com
18〜19	mapo/stock.adobe.com	51	JustLife/stock.adobe.com
20〜21	Ulia Koltyrina/stock.adobe.com	52〜53	maroke/stock.adobe.com
22〜23	fizkes/stock.adobe.com	54	kei907/stock.adobe.com
24〜25	One/stock.adobe.com	56〜57	Pixel-Shot/stock.adobe.com
26〜27	Ekaterina Pokrovsky/stock.adobe.com	58〜59	One/stock.adobe.com,Kzenon/stock.adobe.com
28	kimi/stock.adobe.com	60〜61	Hannalvanova/stock.adobe.com
29	naka/stock.adobe.com	63	akg-images/アフロ
31	LIGHTFIELD STUDIOS/stock.adobe.com	64〜65	Yoshinori Okada/stock.adobe.com
32〜33	oka/stock.adobe.com,Tomoya/stock.adobe.com	68〜69	taka/stock.adobe.com
34	Ilkka/stock.adobe.com	70〜71	Monkey Business/stock.adobe.com
35	antonio cravino/EyeEm/stock.adobe.com,May_Chanikran/stock.adobe.com	72〜73	mapo/stock.adobe.com
		74〜75	taka/stock.adobe.com
36	pict rider/stock.adobe.com	76〜77	kieferpix/stock.adobe.com
36〜37	progat/stock.adobe.com	78	miiko/stock.adobe.com

Illustration

Cover Design	宮川愛理（イラスト：Newton Press）	66	Newton Press
14〜15	Newton Press	67	BodyParts3D, Copyright © 2008 ライフサイエンス統合デ
31	Newton Press		ータベースセンター　　licensed by CC表示－継承2.1 日本"
50〜51	Newton Press		(http://lifesciencedb.jp/bp3d/info/license/index.html)，
55	Newton Press		Newton Press により加筆改変